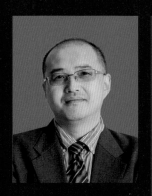

吴立东

浙江大学医学院附属第二医院骨科副主任、
关节外科主任
教授、博士生导师

在浙江大学医学院附属第二医院骨科临床工作37年，擅长髋、膝关节外科疾病的诊治。先后在德国、美国和澳大利亚等国进行学术交流和研修。发表论文100余篇，主持完成4项国家自然科学基金、1项浙江省自然科学基金重点项目，并参与多项国家级、省部级关节外科课题研究。

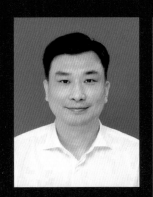

王瑞旻

温州市人民政府"551人才"（骨伤科学科带头人）

先后在上海交通大学附属第六人民医院骨科、中国人民解放军总医院第七医学中心骨科、北京大学人民医院骨科等处进修，在国家级、省级核心刊物发表论文18篇，参与编著《髋、膝、肩关节置换手术图谱与评价》等书。作为户外运动爱好者，致力于运动损伤和骨质疏松防治科普工作。

图解

运动损伤与康复训练

吴立东　王瑞旻 / 主编

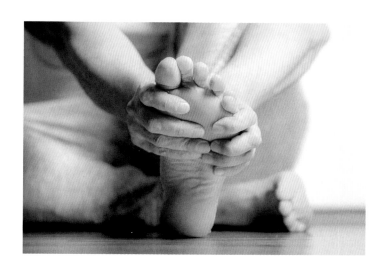

江苏凤凰科学技术出版社·南京

图书在版编目（CIP）数据

图解运动损伤与康复训练 / 吴立东, 王瑞旻主编. —— 南京：江苏凤凰科学技术出版社, 2023.09
ISBN 978-7-5713-3348-5

Ⅰ . ①图… Ⅱ . ①吴… ②王… Ⅲ . ①运动性疾病 – 损伤 – 康复训练 – 图解 Ⅳ . ①R873.09-64

中国版本图书馆CIP数据核字（2022）第233419号

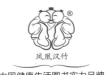

中国健康生活图书实力品牌

图解运动损伤与康复训练

主　　　编	吴立东　　王瑞旻	
责 任 编 辑	刘玉锋　　赵　呈　　陈　旻	
责 任 校 对	仲　敏	
责 任 监 制	刘文洋	

出 版 发 行　江苏凤凰科学技术出版社
出版社地址　南京市湖南路1号A楼，邮编：210009
出版社网址　http://www.pspress.cn
印　　　刷　南京新世纪联盟印务有限公司

开　　　本	720 mm × 1 000 mm　　1/16	
印　　　张	12.5	
插　　　页	4	
字　　　数	200 000	
版　　　次	2023年9月第1版	
印　　　次	2023年9月第1次印刷	

标 准 书 号　978-7-5713-3348-5
定　　　价　98.00元（精）

图书如有印装质量问题，可向我社印务部调换。

编者名单

主　编

吴立东
浙江大学医学院附属第二医院骨科副主任、关节外科主任
教授、博士生导师

王瑞旻
温州市人民政府"551人才"（骨伤科学科带头人）

编　委（排名不分先后）

熊　炎	浙江大学医学院附属第二医院
蒋利锋	浙江大学医学院附属第二医院
包家鹏	浙江大学医学院附属第二医院
陈炜平	浙江大学医学院附属第二医院
胡鹏飞	浙江大学医学院附属第二医院
应小樟	杭州市红十字会医院
张占丰	湖州市第一人民医院
朱苏南	浙江大学医学院附属第二医院
祝磊波	浙江大学医学院附属第二医院
蔡鹏飞	金华市中心医院
冉季升	浙江大学医学院附属第二医院
李伟军	浙江大学医学院附属第二医院
马驰原	浙江大学医学院附属第二医院

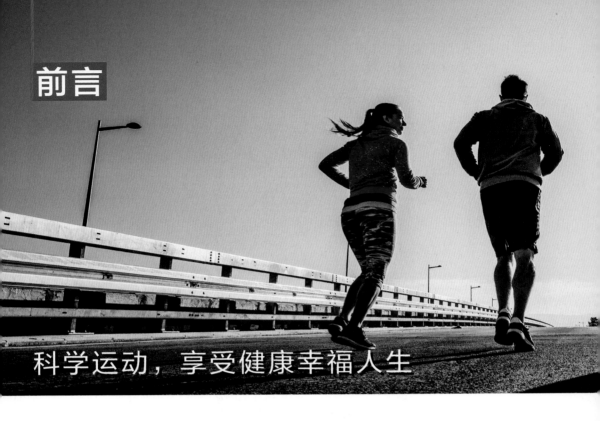

前言

科学运动，享受健康幸福人生

俗话说"生命在于运动"，这是因为运动不仅对肌肉、骨骼有益处，对提高智力、陶冶心境也有很大帮助。

第一，运动能够改善代谢，预防疾病。近年来，运动学家研究发现，健走等运动可以增加机体能量消耗，改善并增强人体代谢机制，预防代谢性疾病，对心肺系统、免疫系统、血液系统、骨骼系统、神经系统等都有良好的影响。

第二，运动能够促进心理健康。大脑在运动时会产生一种名为"内啡肽"的物质。科学运动可以刺激内啡肽分泌，使人们身心愉悦和健康，增进人际交往与社会和谐。

第三，运动能够提高智力，延缓衰老。它可以加强脑部及身体其他部位的血液循环，保证脑部的能量供应，促进人体及时排出代谢废物；还可以有效减缓海马体的萎缩，对保持长期记忆、预防阿尔茨海默症等有积极作用。

但是运动要讲科学。因为只有科学运动才能有效预防运动损伤，增强体质；才能提高运动水平，丰富业余文化生活，提高生活幸福指数。

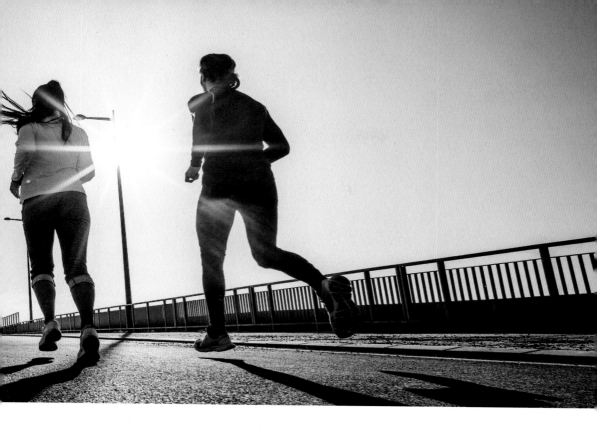

　　现实中，不少运动爱好者和专业运动员因运动技术水平不高、动作不正确、自我保护能力差等，或在体育运动开展前没有做好预热准备工作，结果发生运动损伤。轻则影响运动锻炼效果，重则终止运动生涯。可见，运动损伤的预防和照护尤为重要。

　　为此，本书结合 100 多幅骨骼、肌肉彩色解剖图，以实用、科学、专业的文字，对人体 13 个部位 74 种常见运动损伤的形成原因、识别方法、治疗方法、重返体育运动的条件和注意事项等进行讲解，为运动爱好者和专业运动员提供全面的运动损伤预防、治疗与康复指导。阅读本书，读者将掌握必要的运动损伤预防知识、伤后的正确处理方法以及恰当的康复手段，获得科学运动的扎实保障。

　　运动是一种积极的生活方式。愿各位读者抛开烦恼，在科学安全的运动中尽情释放激情，远离损伤，享受健康幸福的人生。

目录

第一章 运动损伤的预防与应急处理

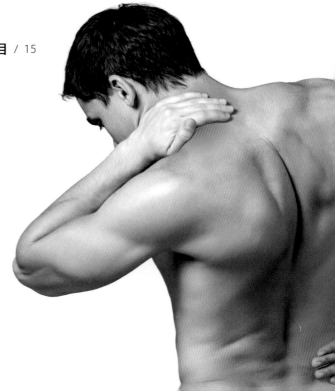

第二章 运动损伤的治疗

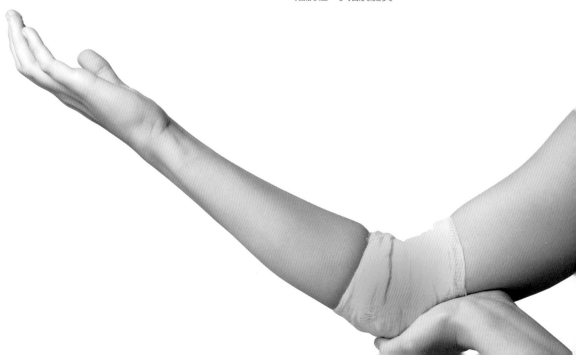

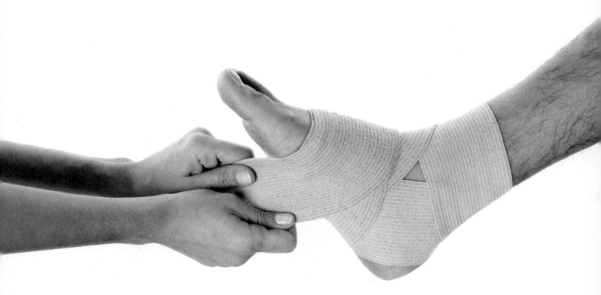

第三章 运动损伤的康复

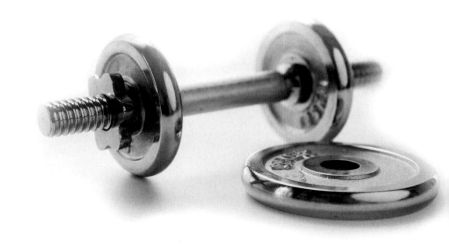

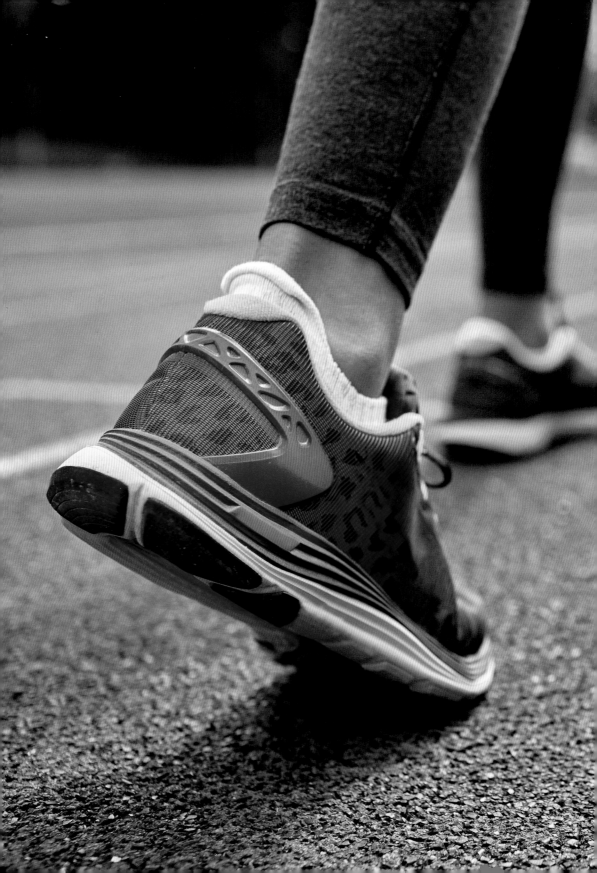

第一章

运动损伤的
预防与应急处理

第一节 运动的 FITT 原则

FITT 原则引导科学运动

运动的目的是增强自我运动水平和增进自身健康。要想获得良好的运动效果,就必须自觉遵循运动的基本原则,并选择合适的运动项目和运动方式,制订合理的运动方案。目前,FITT 原则是世界上流行的运动原则之一,它可以引导人们科学地进行体育运动,避免运动造成身体损伤。

FITT 原则的四个要素

FITT 原则由频率(Frequency)、强度(Intensity)、时间(Time)和种类(Type)四个要素组成。这四个要素相互影响,相互制约。

1 频率（Frequency）

指普通人运动或运动员训练的频率,即运动者每周运动的次数。频率的设定或调整需要根据运动者当前的身体状况、空闲时间(考虑家庭和工作因素)以及运动者为自己设定的特定目标来进行。

2 强度（Intensity）

指运动的强度,不易监控和评估。量化、评估运动强度的方法之一是监测心率。目前,监测心率的科学手段是使用运动心率监测表。运动心率监测表在大多数运动用品商店可以买到,它由一条戴在胸部的心率带(内含感应电极来监测心电信号)和一块戴在腕部、类似于腕表的接收器组成,接收器上的屏幕可以显示运动过程中运动者每分钟的心率。

3 时间（Time）

指普通人运动或运动员训练所用的时间,它的长短取决于运动的类型。例如,不低于 20 分钟、不高于 30 分钟的连续运动常用来提高心肺功能;不低于 40 分钟的中等强度负重练习常用来减肥。提高肌肉力量的运动所需的时间通常由组数和每组重复次数来衡量,如做 3 组练习,每组做 8 次。

4 类型（Type）

指普通人运动或运动员训练的类型。与运动时间相似,运动类型的选择对运动或训练的结果也有很大影响。例如,步行、慢跑、游泳、骑自行车、爬楼梯、跳健美操、划船等有氧运动对增强心血管功能比较有效,动用全身各大肌群的运动对减肥比较有效,自由重量练习、器械重量练习以及俯卧撑、引体向上和深蹲等克服自身重量的练习对增强肌肉力量很有效。

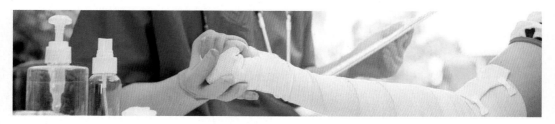

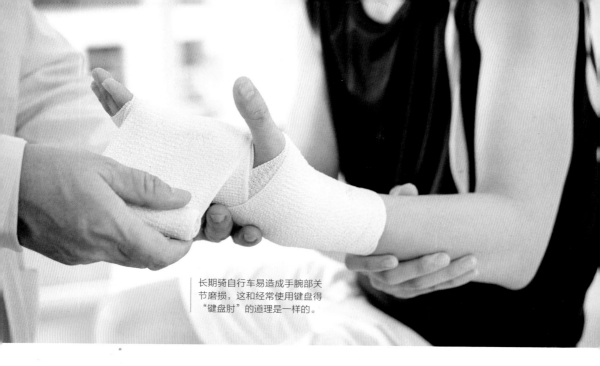

长期骑自行车易造成手腕部关节磨损，这和经常使用键盘得"键盘肘"的道理是一样的。

FITT 原则与预防运动损伤的关系

　　制订运动计划时，人们容易犯两个错误，一是运动量过大、时间过长，二是运动缺乏多样性。常见的问题是，人们找到自己喜欢的某一项运动后，就很少进行其他形式的运动。长此以往，应力反复刺激身体上同一个部位的肌群，其他肌群的锻炼被削弱或忽略，造成肌肉力量锻炼不均衡，容易引发运动损伤。因此，为预防发生运动损伤，可将 FITT 原则应用于运动中。

1 频率

人们在运动或训练后，机体需要修复或重建，这一过程十分重要。如果运动频率调得过高，那么机体将难以得到充分的休息，甚至会错失修复的机会，运动效果适得其反，很多人会因为极度疲惫而中止运动或训练。科学研究表明，大多数成年人适合每周进行 3 次或 4 次较高强度的有氧运动。

2 强度和时间

针对运动强度和时间，运动者需要考虑的核心是运动多样性，切忌将精力全部投入一项特定运动。可以尝试一项长期、轻松、容易实现的运动，如散步或小重量锻炼，期间可以穿插短期、高强度的锻炼，如爬楼梯或登山跑。

3 类型

选择合适的运动类型对运动者很重要。很多人容易长期反复进行单一种类运动。如果想降低运动损伤的发生率，那么就得改变这种状况，尝试其他种类的运动。多样的运动会给不同肌群带来好处，让运动者的形体变得更加健美。

第二节 引发运动损伤的危险因素

自身因素

专业运动员和普通人都有可能遭遇运动损伤。两者相比,专业运动员的运动损伤往往更严重,恢复要求更高——不仅要修复伤处组织,还要将运动员的竞技水平恢复到受伤前的高度(这一过程由医生和康复治疗师等专业人士配合完成)。而为了治疗运动损伤,人们需要了解引发损伤的机制和危险因素。引发运动损伤的危险因素通常由自身因素和外在条件组成。而自身因素又可分为三类,即基础因素、原发性因素和继发性因素。

一、基础因素

1 性别

性别的差异使得个体在身体结构上有所不同。如女性每千克体重中肌肉占比较男性低 25%,且女性骨密度较男性低,骨盆更宽,关节的柔韧度和活动范围更大,这种独特的骨骼肌系统差异使得女性更容易出现"女性倾向性的运动损伤"(如骨盆疲劳性骨折、髌股关节疼痛综合征)。研究数据显示,从事足球、篮球和手球等运动的人群中,13~18 岁的年轻女性较同龄男性更容易遭遇前交叉韧带损伤,风险发生率较后者要高 2~4 倍。

2 年龄

伴随年龄的增长,人的机体逐步老化,骨骼肌系统会出现一系列变化,如骨密度降低、肌肉强度下降、肌肉萎缩和水分含量降低、肌腱胶原蛋白含量降低等。组织器官的退行性改变也会使得老年人在运动过程中震荡缓冲能力下降,遭遇运动损伤的风险大大提高。当然,也不能一概而论,目前尚无直接证据表明年龄增长是跑步损伤风险提升的危险因素。

3 身体发育情况

年轻人群,特别是 12~15 岁人群,因为处在独特的生长发育阶段,肌肉 – 肌腱复合体相对较短,肌肉力量、肌肉密度和关节活动度尚未达到平衡,协调能力也不完善,所以不恰当的运动强度和频率会导致该人群出现运动损伤。除此之外,该人群还易发生一系列成长相关疾病,如胫骨结节骨骺炎,该病会影响运动功能,甚至会使患者出现裂缝骨折。

4 体重

体重超标的人,身体的灵活性、耐力相对较差,关节磨损也较常人快。

5 运动状态

过度疲劳时,人的力量、动作精准度、身体协调能力、警觉性、注意力均会下降,发生运动损伤的风险会显著增大。同时,运动过程中,很多动作通常由多个肌肉协同完成。只有采取正确的运动姿势,才能获得最佳的肌肉状态,以最低程度的能量消耗和压力刺激完成动作。而如果采用错误的姿势,不但会降低肌肉、骨骼系统运动的效率,还会明显提高发生运动损伤的概率。

1 肢体各部位发育异常

常见的肢体发育异常是足部对线不良,如高弓足和扁平足,发病率较高。由于不良的骨骼肌结构,扁平足者在起步时会出现足过度旋前。足过度旋前也可由过度膝内翻导致。内翻角度小于 8 度,受伤风险不高;大于 18 度,发生与跑步相关的运动损伤的风险则大大增加。肢体多部位对线不良是联动因果关系,即一名患者可同时存在多种不良。严重对线不良综合征常见于跑步爱好者,表现是合并股骨颈过度前倾、髋关节内旋和膝关节外翻,部分合并膝关节过伸、髌骨倾斜角异常、Q 角(在伸膝位测量的髂前上棘至髌骨中心点连线和髌骨中心点到胫骨结节最高点连线的夹角,正常值为15 度 ±5 度)过大、胫骨内翻、功能性马蹄内翻足等。高弓足同样和运动损伤密切相关,如一项抽样调查结果显示,某组发生运动损伤的跑步者中约有 20% 的人是高弓足。如果运动员有高弓足,则其距下关节活动度会降低,这可能导致三个区域(脚跟、大脚趾和小脚趾的脚垫)运动时高负荷,使得中足灵活性降低和后足内翻过多。

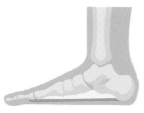

扁平足

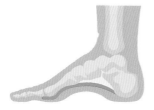

高弓足

2 下肢不等长

下肢不等长包括功能性不等长和功能性短缩。前者可由长期在倾斜路面上跑步导致,后者则可由骶髂关节功能异常和下腰部肌肉疼痛、挛缩或不平衡导致。下肢不等长会进一步诱发骨盆倾斜、脊柱侧弯、髋关节过度外展旋前、膝关节外翻及小腿外旋等。其导致的常见损伤有髂胫束摩擦综合征、大转子滑囊炎、急性腰痛和疲劳性骨折。

其他较为常见的骨性异常有:跟骨处较大的骨赘可导致跟腱末端病和关节滑囊炎;块头较大的三角骨或距骨后方较大的凸起可诱发踝关节后外侧区域的疼痛;跗骨间的异常融合可引起负荷相关的足部异常疼痛;足副舟骨可导致足中部疼痛,使得穿鞋困难和运动受限。

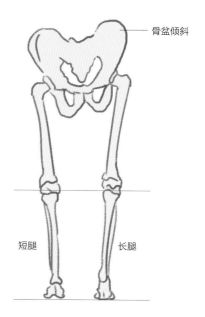

骨盆倾斜

短腿　　　　长腿

下肢不等长

三、继发性因素

1 既往损伤

大多数情况下,运动损伤处组织愈合后会残留瘢痕。影像学检查数据显示,运动员在重返运动 1 年后,损伤处瘢痕组织仍然存在。残留的瘢痕组织会影响肌肉或肌腱的完整性,导致肌肉力学传动系统改变及组织肌肉形态改变。瘢痕组织与正常组织弹性不同,会成为薄弱区,再发损伤的概率较大。

2 复发损伤

复发损伤即运动员受到特定区域损伤,受伤处复原后再次遭受同类型损伤,如 30% 的腘绳肌肌腱损伤为复发损伤。可分为再次损伤和恶化损伤。

外在条件

外在危险因素主要包括环境状况和训练安排,如天气、场地路面条件、设备设施水平和比赛等级。跑步时,由外在危险因素诱发的损伤占比为 60%~80%,大多为不恰当的训练导致。最常见的是突然改变训练程序,不遵循 FITT 原则,盲目增加跑步距离或提高跑步频率。地形选择不当同样可诱发损伤。如过度下坡跑时,股四头肌需承受较大力量来保护膝关节,会导致关节前方疼痛或"跑步者膝";而选择过于坚硬的路面,如沥青或者柏油路面,会加大关节和肌腱力学负荷,增加损伤风险;在不平或者光滑的路面跑步同样也有弊端。此外,不合适的跑鞋也会给运动带来负面影响,因此日常跑步时不宜穿网球鞋或篮球鞋。

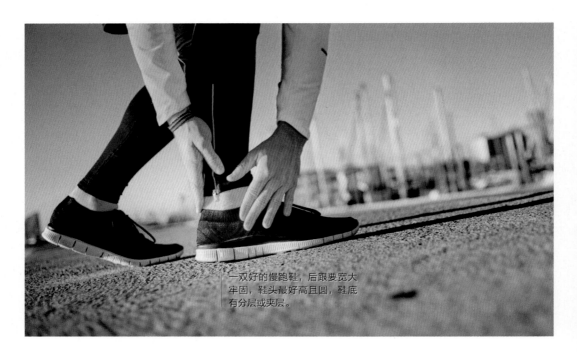

一双好的慢跑鞋,后跟要宽大牢固,鞋头最好高且圆,鞋底有分层或夹层。

极限运动的危险

一、极限运动的定义和发展

极限运动即人们充分运用体能和技巧,甚至借助高科技手段,最大限度地挖掘身心潜能,在与自然环境融合的过程中追求生命极限的运动。极限运动的场地包含水上、陆上、空中等各类极端环境。因此,极限运动有别于传统体育项目的核心特点就是高风险。

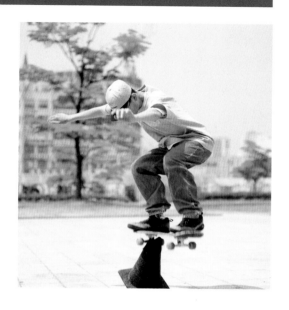

20 世纪 70 年代,伴随科技和经济的高速发展,门槛较高、能在一定程度上体现年轻人"身份价值"的极限运动开始风靡欧美校园。1995 年,世界极限运动协会在美国成立,极限运动发展步入规范化、组织化阶段。同一时期,极限运动传入我国,各类体育赛事逐渐开展起来。2004 年 6 月,中国极限运动协会成立。2016 年,经第 129 届国际奥林匹克委员会举手表决通过,滑板、冲浪和攀岩这三种极限运动项目被纳入奥运会奖牌赛。

二、极限运动的分类和常见损伤模式

根据运动开展的空间特点,现代极限运动分为四类:①平地项目,包括定向运动、轮滑、滑板、跑酷、小轮车障碍、自行车越野等。②高地项目,包括滑雪、高山速降、溪降、攀岩、攀冰等。③水上项目,包含漂流、潜水、冲浪、激流皮划艇等。④空中项目,包括蹦极、滑翔伞、跳伞、高空弹射、高空跳水、翼装飞行等。

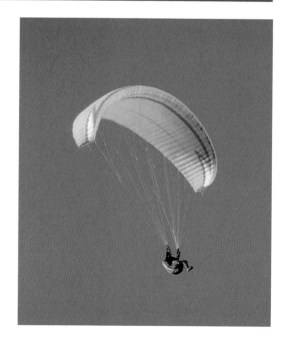

而依据危险性的高低,极限运动项目又大致分为三类:第一类伤亡率较低,如竞技类攀岩、蹦极、滑板、滑翔伞等。第二类伤亡率较高,如高落差的攀岩、高山滑雪、攀冰和极限登山(如世界第二高峰乔戈里峰,攀登者死亡率接近 21%)等。第三类伤亡率极高,如低空跳伞(因极其危险,许多国家禁止开展)、翼装飞行等。极限运动种类繁多,损伤模式不尽相同。下面将介绍几种常见的极限运动及其损伤模式。

1 跳伞

跳伞即乘飞行器或在升高后的固定机械上,从高空或从陡峭山顶及高地利用降落伞跳下的运动。目前,操控性更好的翼形伞取代圆伞成为主流装备。跳伞者可在下降过程中获得更快的下降速度,完成急转、螺旋、钟摆等惊险刺激的动作,正因如此,受伤的机会大大增加。

某项针对丹麦业余跳伞运动员 5 年内受伤情况的报告显示,总计 11 万次的跳伞活动中,有 6 人死亡和 155 人严重受伤。受伤者共确认 176 处严重损伤,其中 36.9% 为严重软组织损伤,63.1% 为骨折。着陆阶段最危险,83.8% 的受伤事故发生于着陆时,另有 9.3% 的事故是打开降落伞时出现失误造成的。

2007 年,瑞典跳伞协会针对 1999~2003 年有记录的 539885 次跳伞活动中发生的 257 次非致命性受伤事故进行分析。分析发现,5 次事故发生于跳出飞行器时,7 次发生于自由下落时,19 次发生于打开降落伞时,226 次发生于着陆时(其中 53 次事故是因未能在预定区域着陆)。257 名伤员共确认 311 处严重损伤,受伤部位占比如下图所示。127 处损伤为轻度,145 处为中度,39 处为重度。数据显示,虽然跳伞学员的受伤概率是持照跳伞者的 6 倍,但最严重的损伤往往发生在有经验的跳伞者身上,女性跳伞者受伤的概率比男性高。

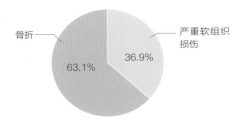

骨折 63.1%　严重软组织损伤 36.9%

丹麦 155 名严重受伤的业余跳伞运动员 5 年内 176 处损伤占比(某项关于丹麦业余跳伞运动员受伤情况的研究报告)

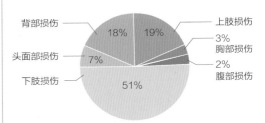

背部损伤 18%　上肢损伤 19%　胸部损伤 3%　头面部损伤 7%　腹部损伤 2%　下肢损伤 51%

瑞典跳伞协会针对 1999~2003 年有记录的 539885 次跳伞活动中发生的 257 次非致命性受伤事故的伤情分析数据

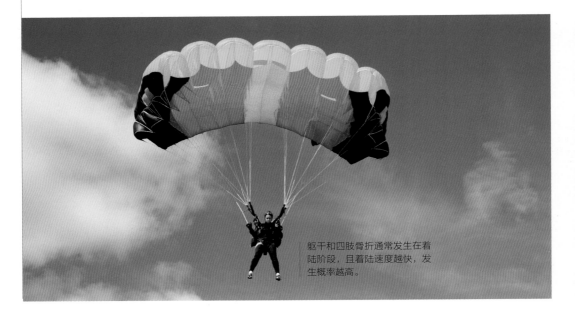

躯干和四肢骨折通常发生在着陆阶段,且着陆速度越快,发生概率越高。

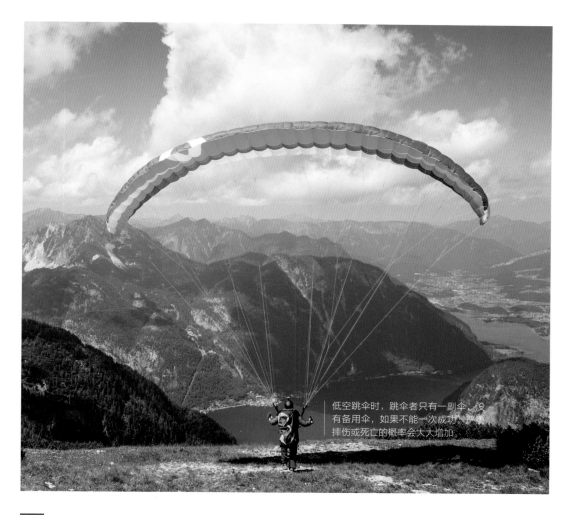

低空跳伞时，跳伞者只有一副伞，没有备用伞，如果不能一次成功，严重摔伤或死亡的概率会大大增加。

2 低空跳伞

低空跳伞的英文名称叫"Base Jumping"，其中Base 是由 building、antenna、spans、earth 四个英文单词的首字母组成。这四个单词是进行低空跳伞的主要地点，即建筑物（包括电视塔）、天线塔、大桥和地面突起物（多数是悬崖）。低空跳伞的地点距地面的高度不高，有时甚至不足 150 米。低空跳伞时，跳伞者操作设备或应对设备故障的反应时间更少，一旦遭遇意外情况，纠错的机会很少。因此，低空跳伞的死亡率比常规跳伞高 5~8 倍。

挪威某地区 1995~2005 年进行的 20850 次低空跳伞记录显示，当地共发生死亡事件 9 次（ 0.04% ），

受伤事件 82 次（ 0.4% ）。有 7 名死者事后进行尸检，其中有 6 人为当场死亡，头部、胸部、背部及四肢均受伤严重；另有一人坠落在半山腰，在等待救援时因发生二次坠落而死亡。

受伤者多发生脑震荡、下肢关节扭伤或骨折等。一项针对 35 名经验丰富的低空跳伞爱好者的横断面研究显示，有 21 人曾不同程度受伤（ 60% ），共计受伤 39 次。其中，28 次包含下肢受伤，12 次包含背部受伤，7 次包含上肢受伤，1 次为头部受伤。

3 翼装飞行

翼装飞行是由跳伞发展而来的一项极限运动。翼装飞行者穿戴拥有双翼的飞行服装和降落伞，从飞机、热气球、悬崖绝壁、高楼大厦等高处一跃而下，空气迅速进入翼装内的冲压式膨胀气囊，使翼装张开以增大阻力。此时，飞行者由自由落体状态转为滑翔状态，仅仅依靠肢体动作掌控方向，用身体进行无动力空中飞行，最高速度可超过每小时200千米。在高度达到安全极限时，再打开降落伞平稳着陆。当下，翼装在低空跳伞中也得到大量应用。

据统计，1981~2011年，共有180人在进行低空跳伞时死亡，其中39人使用了翼装。这39名死者中，38人是从悬崖边起跳，1人是从建筑物上起跳。19人撞击悬崖致死，18人撞击地面致死，1人撞击建筑物致死。死者中38人为男性。

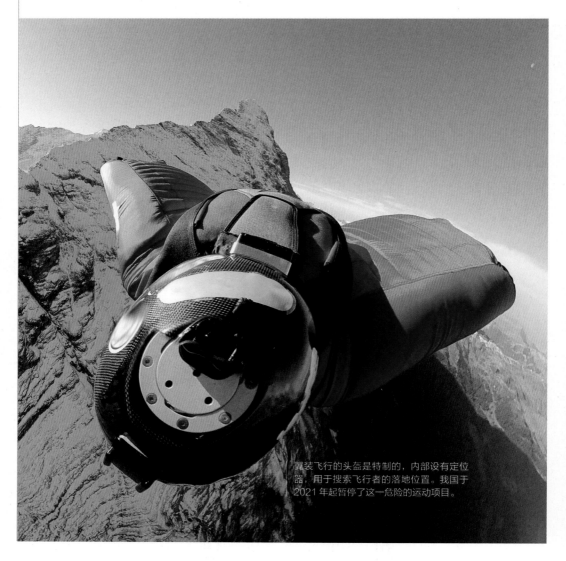

翼装飞行的头盔是特制的，内部设有定位器，用于搜索飞行者的落地位置。我国于2021年起暂停了这一危险的运动项目。

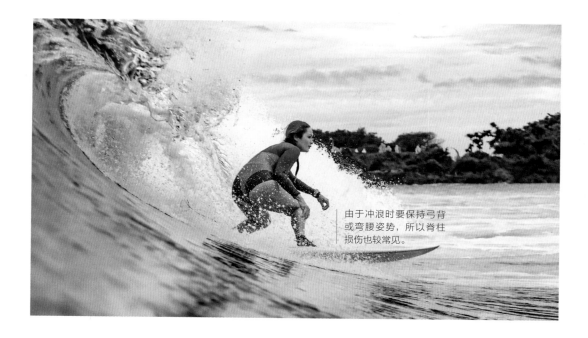

由于冲浪时要保持弓背或弯腰姿势，所以脊柱损伤也较常见。

4 冲浪

冲浪是滑水运动项目之一，是站立在冲浪板上借助海浪进行的水上运动。它要求冲浪者具备很高的操控技巧和很强的平衡能力。此外，冲浪者还应具备较强的游泳能力，以备极端情况下在风浪中长距离游泳（20 分钟游完 1000 米）。

冲浪以海浪为动力，需在有风浪的海滨进行，且海浪的高度不低于 30 厘米。冲浪者先俯卧或跪在冲浪板上，用手划至适宜的海浪区，当海浪推动冲浪板滑动时，在浪峰前面趁势站起身，随海浪快速滑行。

与其他极限运动相比，冲浪相对安全，但仍有一定的受伤概率。某网站的一项调查显示，1998 年 5 月至 1999 年 8 月，共有 1348 名冲浪者报告受伤事件，其中有 1237 次急性损伤和 477 次慢性损伤，具体分析见右图。其中，37% 的急性损伤发生在下肢，37% 发生在头部和颈部。大多数急性损伤的起因是直接撞击，55% 是冲浪者与冲浪板碰撞，12% 是冲浪者与他人的冲浪板碰撞，17% 是撞击海底。冲浪板的鼻部、尾部和鳍是易引起冲浪者发生撕裂伤的位置。虽然头部和颈部受伤的

概率不低，但目前使用头部保护设备的冲浪者寥寥无几。

一项关于急性竞技冲浪损伤的研究报告收集了 1999~2005 年全球 32 场专业和业余冲浪比赛期间发生急性损伤的数据。数据显示，在 15675 人次的冲浪活动中共发生 116 起受伤事件，其中 89 起发生在比赛中，每 1000 名冲浪者中约有 7 人受伤。在高于头顶或更大的海浪中冲浪，受伤的风险是平时的 2.4 倍。而在海底存在岩石或珊瑚礁的水域冲浪时，受伤风险是沙底水域的 2.6 倍。

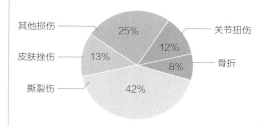

其他损伤 25%
关节扭伤 12%
皮肤挫伤 13%
骨折 8%
撕裂伤 42%

1998 年 5 月至 1999 年 8 月 1348 名冲浪者报告受伤事件中的 1237 次急性损伤伤情比例

5 滑雪

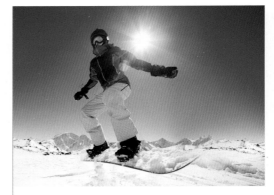

滑雪是借助滑雪板和其他器具在雪地上进行各种滑行的竞技运动。比赛项目有高山滑雪、越野滑雪、跳台滑雪、花样滑雪、北欧两项、滑板滑雪、速度滑雪等。因为对雪层的厚度和质地有较高要求，所以滑雪通常在特定季节的特定区域开展。在滑雪过程中，根据不同地形及比赛要求，滑雪者常使用回转、大回转及跳跃等技巧，因此有一定的受伤风险。因运动方式的差异，各滑雪项目损伤模式不同。

以高山滑雪为例，滑雪者将两块细长的滑雪板固定在靴底，手持雪杖在白雪覆盖的山坡上自上而下滑行，根据地形和速度的变化不停地转向。大多数受伤事件是高速滑行时转向操作不慎导致摔倒造成的。因为两块滑雪板均固定在靴底，所以当两块滑雪板向不同方向运动或身体运动方向与滑雪板不同时——特别是摔倒时，会对膝关节产生巨大的扭转力，使得膝关节成为高山滑雪者最易受伤的部位（36.7%）。拇指也是高山滑雪者常常受伤的部位（7.1%），受伤的概率超过肩关节（6.9%），这是因为高山滑雪者需时刻紧握雪杖，拇指的掌指关节特别是尺侧副韧带，持续承受着较大压力，容易引发疼痛甚至关节不稳，反复损伤或治疗不及时还可能造成功能障碍。

单板滑雪与高山滑雪不同，滑雪者双脚固定在同一块宽大的滑雪板上，在雪地上侧身滑行，利用腰背部力量控制身体前倾或后倾来完成转向。因为失去平衡时，无法向摔倒方向伸腿以保持平衡，所以单板滑雪者摔倒的次数远多于高山滑雪者。又因为不使用雪杖，摔倒时自然伸出的双臂将承受极大的冲击力，所以上肢是单板滑雪者最易受伤的部位。单板滑雪者在摔倒时只能向前或向后摔倒，因此头面部直接撞击地面或障碍物的概率比高山滑雪者高，也很容易造成损伤。

总体来看，滑雪的死亡率较低，仅为1/1570000，比游泳或自行车等项目还低。最常见的死亡原因是高速滑行时与静态物体（树、墙、岩石或静止的其他滑雪者）发生碰撞，造成头部严重损伤。

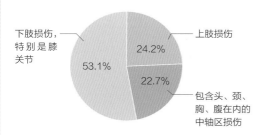

下肢损伤，特别是膝关节 53.1%

上肢损伤 24.2%

22.7%

包含头、颈、胸、腹在内的中轴区损伤

某项高山滑雪者身体各部位受伤情况调查分析

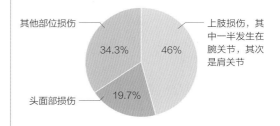

其他部位损伤 34.3%

46% 上肢损伤，其中一半发生在腕关节，其次是肩关节

头面部损伤 19.7%

某项单板滑雪者身体各部位受伤情况调查分析

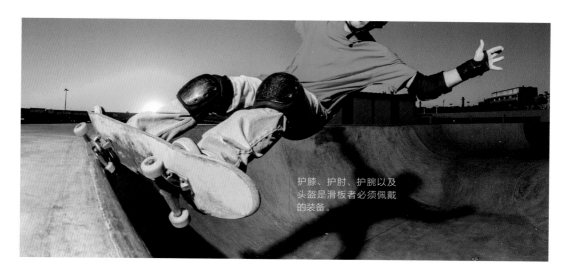

护膝、护肘、护腕以及头盔是滑板者必须佩戴的装备。

6 滑板

滑板运动由冲浪运动演变而来。滑板者脚踩滑板，在不同地形、地面及特定设施上完成滑行、跳跃、旋转、翻腾等高难度动作。目前，大多数滑板爱好者使用的是第三代滑板，其采用的聚氨酯滑轮在横向抓地力、弹性和磨损系数等方面表现优异，安全性较前两代更高。然而，因为运动场地环境复杂，动作难度系数高，滑板仍然较为危险。

滑板在很长一段时间里是一种街头运动，直至近年才出现专为滑板运动设置的滑板公园或滑板场馆。在公园、街道、广场等较为开阔的场地开展滑板运动是爱好者的首选。国外一项研究报告显示，131名滑板爱好者发生的147起受伤事件，仅有1/4发生在专用场地。最常见的损伤是关节扭伤（66次，占44%），其次是骨折（42次，占29%）。其中，骨折最常发生的部位是腕关节、踝关节、足部、手掌、锁骨和手指。受伤的主要原因是失去平衡以及失败的花式跳跃（60%）。由地面不平引发的摔倒虽然次数不多，但更容易造成严重损伤。一项调查显示，滑板爱好者在公共场合受伤的情况有所减少，但受伤的严重程度却明显提高，54.2%的损伤至少需要3周才能恢复。

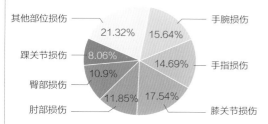

某项国内滑板运动者身体各部位受伤情况调查分析

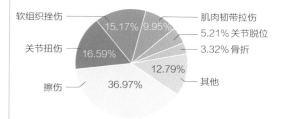

某项国内滑板运动者急性损伤伤情调查分析

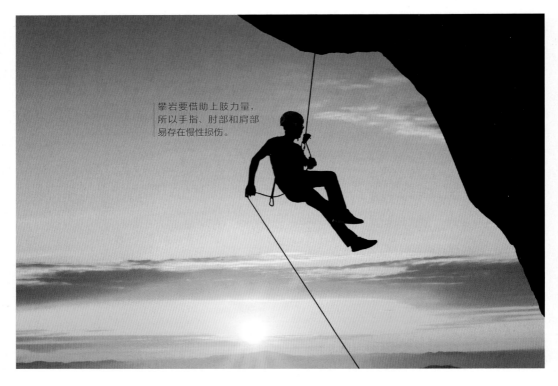

攀岩要借助上肢力量，所以手指、肘部和肩部易存在慢性损伤。

7 攀岩

攀岩是登山运动的一种，是利用双手和双脚，辅以少量器具，在有安全保证的情况下，攀越由岩石构成的峭壁、海蚀崖、突石或人工制作的岩壁的竞技运动，分徒手攀登（也称"自由攀登"）和人工攀登两种。前者完全依靠四肢攀爬，器具只作防护之用；后者需借助岩楔等器具方能进行。总体而言，攀岩的损伤发生率和损伤严重程度低于许多主流运动，如篮球、帆船或足球，室内攀岩甚至可以称为最安全的极限运动项目。

攀岩者常发生上肢损伤——主要是手指损伤。这是因为攀爬过程中动作和姿态的维持主要依靠手指和前臂的力量。手指过度使用，就容易发生损伤，如屈肌支持带撕裂。一项针对 1962 名攀岩爱好者的问卷调查显示，有 560 人曾经受伤，总计受伤 699 次，常见的受伤部位是足部（29%）和手指（28%），常见的损伤类型见下图。

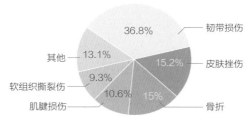

36.8%	韧带损伤
其他 13.1%	皮肤挫伤 15.2%
软组织撕裂伤 9.3%	骨折 15%
肌腱损伤 10.6%	

攀岩运动常见的损伤类型分析

第三节 运动损伤的预防

树立"安全第一"的理念

无论参加哪种运动，都要树立"安全第一"的理念。在集体项目中要避免个人英雄主义；在单人项目或日常锻炼中要清楚自身优势和不足，不逞一时之勇；在竞赛中要发扬体育精神，不因注重输赢而做有损他人利益甚至造成他人损伤的行为。运动者如果无组织、无纪律，在训练和比赛中故意犯规、嬉戏打闹、发生冲突，往往会造成严重的运动损伤。

根据运动特点和身体状态选择运动项目

每项运动都有自己的特点，在运动强度、对抗性、所用肌肉群等方面存在差异。要根据运动特点和身体状态选择适合自己的运动项目。例如，篮球和足球对抗性、运动强度较高，对参与者的身体素质要求也很高，容易引发损伤，因此身体素质不佳者不宜参加。游泳通常不会和他人发生身体接触或剧烈碰撞，运动强度也较低，且由于水的浮力，游动时下肢关节不会受到明显的挤压，不容易受伤，但是仍然要根据自身状态有所取舍。如果运动之前就存在肩关节疼痛或不适，那么就不宜选择自由泳、蝶泳等，因为这些游泳项目需要"过肩"运动，有可能加重肩部不适或损伤；而如果已经存在膝关节内侧韧带损伤，那么就不宜选择蛙泳，因为蛙泳有可能加重膝关节内侧韧带损伤。又如，高弓足或严重平足的人不适合跑步，髋关节发育不良的人练习瑜伽会适得其反，有心脏病史的人参加马拉松会明显增加运动风险，膝关节髌骨轨迹不良的人不适合打太极拳。

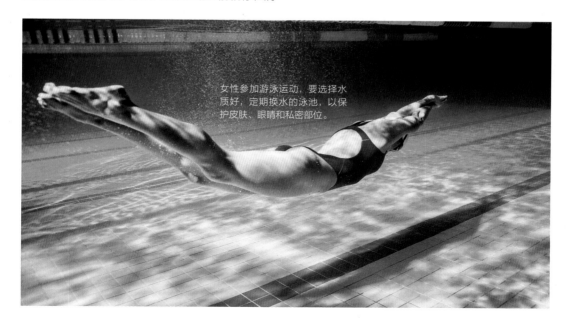

女性参加游泳运动，要选择水质好，定期换水的泳池，以保护皮肤、眼睛和私密部位。

运动前的身体评估

　　每个人的身体素质各有不同，有些人因患基础疾病或先天不足而无法参加高强度运动，不能做高难度动作。每个人应加强自我保护意识，在运动前对自身状态进行合理评估。在睡眠不足、身体疲劳的状态下参与剧烈运动是不合适的。因为身体状况不佳会导致运动能力下降、技术动作变形，对伤害的反应能力减弱，容易引发运动损伤。同时，还要注意运动的强度和时间，超长时间的高强度运动会加重关节、肌肉、韧带等组织的负荷，减弱机体自我保护和防御伤害的能力。因此，在选择运动方式、控制运动强度以及运动时长和频率等方面应量力而行。

　　环境、气候等因素也会引发运动损伤。比如：训练时气温过高，容易引发中暑；气温过低，会让肌肉僵硬，造成肌肉痉挛、拉伤；空气湿度较大，训练时容易大量出汗，导致体液失衡而发生肌肉痉挛。因此，在运动前还应评估自身的环境适应能力。

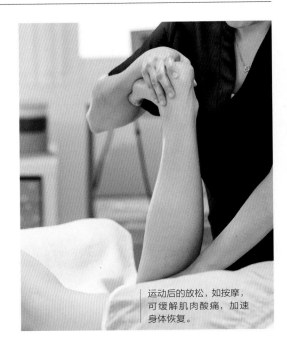

运动后的放松，如按摩，可缓解肌肉酸痛，加速身体恢复。

了解运动场地和器材

　　在参加运动前，要对运动场所和器材有所了解，特别是来到陌生场所时，要先熟悉场地和器材。地面不平、湿滑或有石子，容易导致踝关节扭伤或摔倒，甚至导致骨折或韧带撕裂等严重后果。而运动器材年久失修、生锈损坏、安装不牢，或与使用者的年龄、身体素质和训练项目不搭配，也容易引发各种损伤。以自行车项目为例，车手将手握在把手上时，他的手、肩和自行车的前轴应该位于同一直线上，而且车座和车把的距离应该适当，让车手的肘关节稍微弯曲，手可以轻松地放在把手车闸的橡皮罩上，以自然地放置手腕。如果不对齐，腕关节在伸展姿势中承受负重，车手的尺神经（从上臂延伸到小指的神经）就有可能受损。车座高度对骑蹬非常关键，如果车座太高，肌肉的工作必须超出其最优长度张力范围；如果车座太低，不仅膝关节弯曲会增加，膝关节所受压力也会增加。

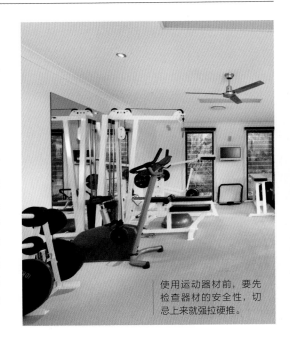

使用运动器材前，要先检查器材的安全性，切忌上来就强拉硬推。

运动强度和运动时间的选择

运动强度可以根据心率来确定。运动时较适宜的心率一般为每分钟 120~150 次。锻炼前体质较差的人，小强度运动即能收到显著效果；锻炼前体质较强的人，要求更高的运动强度刺激才有效。能获得最佳运动效果并能确保安全的运动心率叫靶心率，是运动者在运动过程中应保持的心率，一般相当于个体最大心率的 60%~85%。

靶心率计算公式

年轻人：（220- 年龄）×85%　　中年人：（220- 年龄）×70%

老年人：（220- 年龄）×60%

在运动时间的选择上，有氧运动一般不少于 30 分钟，无氧运动一般不超过 30 分钟，总运动时长建议控制在 2 小时以内。需要提醒的是，早上运动不宜过早，在光合作用开始前，植物吸收氧气，释放二氧化碳，空气中氧气含量较低，因此不宜在未见光的状态下运动。8~12 点和 14~17 点，人体生理机能较好，在这些时间段运动能收到更好的效果。

运动量和运动频率的把握

运动时应特别注意初始运动量。很多运动者在运动初期盲目增加运动量，超出自身承受能力，导致发生骨髓水肿、蛋白尿等情况，给身心健康带来不利影响。与之相反，运动量过小，就无法实现锻炼的目的。只有根据自身实际情况，确定适宜的初始运动量，之后逐步增加，让机体在规律的运动中慢慢适应，才能收到较好的运动效果。

运动频率也要正确把握。运动效果要靠不断运动来维持，运动对人体而言是一种有益刺激。研究表明，肌肉在缺少正常收缩的状态下，短时间内会发生失用性萎缩。例如，一个人 3 天不运动，肌肉的最大力量会丧失 1/5。人体保持 48~72 小时的非运动状态后，必须通过运动使肌肉再次取得合乎需要的物理效果，否则可能前功尽弃。因此，鉴于运动效应和蓄积作用的特点，普通人每周运动 3 次或 4 次较为适宜，2 次运动间隔不宜超过 3 天。当然，如果时间允许，每天坚持低强度的运动更好。可以选择符合自身实际的运动频率，一般来说，每周不能少于 2 次。

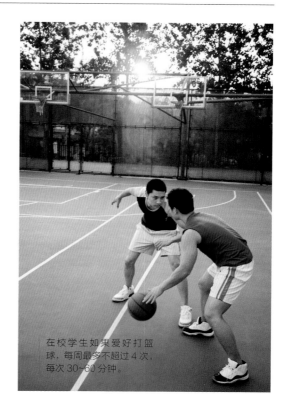

在校学生如果爱好打篮球，每周最多不超过 4 次，每次 30~60 分钟。

定期体检

现实中,因为对自身条件和运动项目缺乏基本认知而发生运动损伤的案例不胜枚举。因此,建议经常运动和准备运动的人定期去医院体检,以便全面了解身体情况,避免发生运动损伤。常见的检查项目有以下几项。

一、心电图和心脏彩超

当人从生活状态切换到运动状态时,全身血液会重新分布、加速循环。这会让血液循环系统面临巨大压力,首当其冲的就是心脏。例如,一名年轻人平时心率为每分钟 70 次,运动时心率却可达每分钟近 200 次。只有健康的心脏才能应对这样的改变。心电图检查可以发现早搏、房颤、心动过速、心肌缺血等心脏疾病。心脏彩超用于检查心脏的结构和运动状态,有助于发现心脏瓣膜病、先天性心脏病、心肌病和心功能不全等问题。平时运动水平较低的人,在剧烈运动时发生心跳骤停的风险较高。马拉松比赛参赛体检中,心电图是必查项目,心脏彩超是选查项目。

二、血压

适量运动对高血压有明确的治疗和预防作用。正常人定期进行有氧运动能让收缩压平均降低 3.84 毫米汞柱,还能降低高血压患者并发心脑血管意外的风险。但对于高血压高危病人（收缩压超过 180 毫米汞柱）来说,运动可能会起到反作用,他们应先控制血压,再在医生指导下进行运动。收缩压低于 180 毫米汞柱的高血压患者,还需要结合其他因素综合判断运动危险程度。因此,在运动前知道自己是否患有高血压或血压控制情况如何很重要。

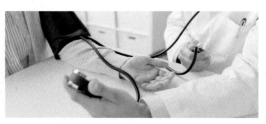

三、头颅磁共振血管成像

出血性脑卒中会导致运动性猝死,常见病因有脑血管畸形、动脉瘤和动脉硬化等。其中,动脉瘤、脑动脉硬化是高血压的并发症之一,而脑血管畸形是有一定概率的先天性疾病。以上病因通常没有明显症状,但由某种外部因素（比如运动）诱发产生血压波动或组织震动时,就会导致颅内血管破裂出血,进而危及生命。头颅磁共振血管成像可以在不打造影剂、没有辐射的情况下,发现头部潜在的病症。喜爱运动的人至少要做一次头颅磁共振血管成像以排除先天性脑血管畸形,而高血压患者则要根据血压控制情况,每 5~10 年做一次头颅磁共振血管成像检查。

四、血糖

运动离不开能量支持。运动产生的能量消耗有可能使糖尿病患者因低血糖而昏迷,甚至死亡。尤其是在糖尿病患者初始治疗阶段或更换治疗方案后,或前一天饮酒后,这种情况更容易出现。因此糖尿病患者应在医生指导下运动。正常人在运动前可通过检测血糖、糖化血红蛋白以排查糖尿病。

五、骨密度

骨骼健康关系着运动者的安全。骨质疏松的人要避免跑跳、轮滑、竞技球类等对骨骼有冲击和有肢体碰撞、跌倒风险的运动,以免发生骨折。糖尿病患者,绝经期的妇女,70 岁以上的老年人以及经常饮酒、喝咖啡、熬夜和晒不到太阳的人,骨质疏松风险较高,应定期检查骨密度。

避免运动损伤的装备

一、运动服

运动时,所穿衣物不宜为纯棉材质,而宜为速干材质。速干材质的衣物能有效地促进体热与汗水的散发,使人体保持清爽,出汗后穿着舒适度较高。此外,挑选运动服时还要考虑衣物的缝合方式,宜选择平缝衣服,尺寸以穿着宽松但不过大为度,这样可以减少运动时衣物与身体的摩擦,避免损伤皮肤。

以泳衣为例,有人认为不穿泳衣会游得更快,然而实验证明,不穿泳衣时的阻力比穿泳衣时的要大 9%,泳衣可以使人体变成流线型,游动时阻力更小,如鲨鱼皮泳衣(澳大利亚某某公司出品的模仿鲨鱼皮制作的高科技泳衣,现已禁用)。

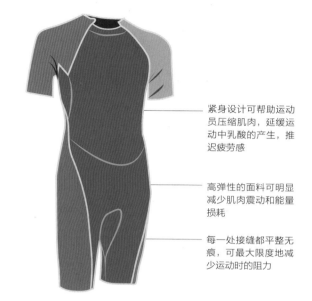

紧身设计可帮助运动员压缩肌肉,延缓运动中乳酸的产生,推迟疲劳感

高弹性的面料可明显减少肌肉震动和能量损耗

每一处接缝都平整无痕,可最大限度地减少运动时的阻力

二、运动鞋

足部在运动中承受着人体带来的重力和冲击力,需要重点保护。因此,运动鞋是人们在体育运动中必备的装备。

与其他种类鞋子相比,运动鞋具有典型的运动功能。随着生物力学研究的不断深入,运动鞋预防运动损伤的积极作用逐步增强。

运动前,首先应该确认自己的脚型,是正常型、扁平足型,还是高弓足型。如是正常型,宜选择半弯曲型的稳定类或减震加垫类运动鞋;如是扁平足型,宜选择直型或半弯曲型且备有特别加固的足弓部内垫的运动鞋,避免足部内翻,不宜穿减震垫过厚的运动鞋或弯曲型运动鞋;如是高弓足型,宜选择弯曲型或半弯曲型的减震加垫类运动鞋,扩展足部的活动范围,不宜穿稳定类运动鞋。

常见的运动鞋(如篮球鞋等)一般由鞋面、鞋舌、鞋垫、中底、大底及其他配件组成。其中,鞋面的主要作用是充分包裹足部,防止足部在鞋内产生大幅度移动,引发运动损伤。常用的鞋面材料有真皮、PU(聚氨酯)、网布等,性能优势各有不同。如真皮通常具有透气、柔软、耐折等优点;PU 则具有柔软、富有弹性、手感好、表面光泽度高等优点;网布等则具有轻便、透气性佳、耐弯曲等优点。鞋垫的主要作用是吸汗、透气、减震等,可提高穿着舒适度。常用的鞋垫材料有质量轻且弹性较好的 PU、EVA(乙烯 – 乙酸乙烯共聚物)等。中底的主要作用是吸收跑跳时足部受到的冲击力,通过较强的抗扭转和缓冲回弹功能维护运动时足部的整体稳定性。EVA或 TPU(热塑性聚氨酯)等是当前较为常用的中底制作材料。大底的主要作用是为足部提供充足的摩擦力,有效防止运动者在急停、急转时滑倒等。大底多由注气孔橡胶、碳素橡胶、耐用橡胶等材料制作。支撑件的主要作用是为足跟部提供支撑,提高足跟部运动时的稳定性。

质量优良的运动鞋应具备以下特性:

第一,质量轻,可降低能量消耗,减少运动损伤;

第二,透气,可提升穿着舒适感,有效降低足部温度;

第三,弹性及减震性较好,可吸收外部冲击力,增强弹跳能力,减少运动损伤;

第四,防滑,可保障运动安全。

以上几点对提升运动成绩、预防运动损伤的发生有重要作用。

根据不同的运动项目,运动鞋可分为球类运动鞋、田径运动鞋和旅游登山鞋等。

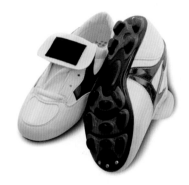

为增大鞋底的抓地力和摩擦力,足球鞋通常会在底部设计若干鞋钉。

足球鞋

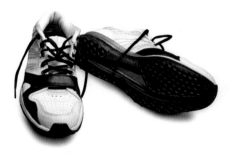

因场地、运动动作的需求,篮球鞋的设计重点集中在大底防滑、中底减震、足跟部抗扭转等方面。

篮球鞋

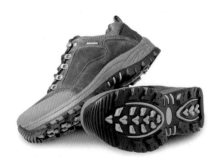

登山鞋的首要作用是防水,其次透气性要好,穿脱容易。接缝线要平整,不能压迫足部的皮肤。

登山鞋

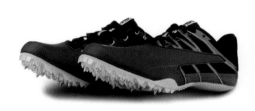

短跑鞋多为七钉鞋,鞋钉沿前脚掌外缘而设,用于增强短跑时鞋底的抓地能力,同时降低摩擦带来的能量损耗。

跑鞋

三、运动护具

运动护具的设计目的是预防运动损伤和保护受伤部位,它通过限制某关节的活动、减少表皮的摩擦并吸收冲击力来达到防护的目的。同时,它不应妨碍运动者活动或技术的发挥。根据防护部位的不同,运动护具一般分为头盔、护肩、护手、护肘、护腕、护腰、护腿、护膝、护踝等。下面简单介绍几种常用的运动护具。

1 头盔

头盔旨在保护头部不受伤害。参加拳击、曲棍球、自行车、轮滑等运动时需佩戴头盔。现阶段头盔一般由 ABS(丙烯腈 – 丁二烯 – 苯乙烯共聚物)等材料制成,样式美观,花色各异。它通过内部减震材料吸收头部遭遇的冲击力。为完全发挥保护作用,运动时头盔必须固定良好,以免脱落或移动而干扰运动者的视线。当然,因为运动项目不同,头盔在设计上会有所差异。例如,棒球击球员的头盔上有耳罩以保护耳朵;混合武术头盔上有耳垫;水球头盔上有耳罩以防止鼓膜破裂。

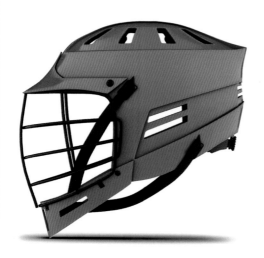

棒球头盔

2 面部护具

面部护具旨在保护眼睛、牙齿和耳朵。参加冰球、击剑和滑雪等运动时,面部护具是不可少的,如全脸防护服可有效减少面部损伤。面部护具通常为头盔的一部分,如遮阳板为半透明的有机玻璃制成,可覆盖脸的上半部分,主要保护眼睛、鼻子和颧骨。全脸网格样保护罩头盔可以防止眼睛、牙齿损伤和面部骨折、撕裂。护目镜的主要功能是防止强光和风沙对眼睛造成伤害,具有透明度高、弹性较好和不易破裂等特点。

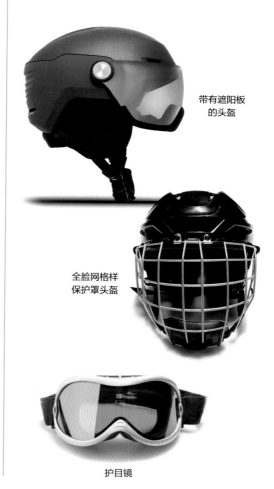

带有遮阳板的头盔

全脸网格样保护罩头盔

护目镜

另外,因为牙齿脱落会影响颌骨的发育,所以牙齿损伤对未成年人的影响大于成年人。美国儿科、牙科学会建议,参加有组织的体育活动的儿童和青少年应使用护口器。如少年曲棍球和拳击,参加者必须佩戴护口器,包括护口罩和护牙套。

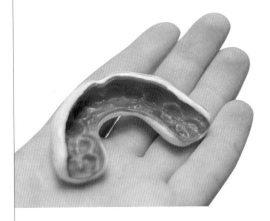

拳击护牙套

3 护耳器

射击运动员需使用护耳器对耳朵和听力进行保护,以免因内耳损伤造成永久性听力损失。

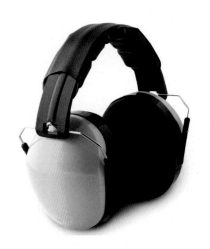

护耳器

4 护腕、护肘和护膝

大多数手腕损伤是由坠落造成的。护腕通过吸收和卸载坠落过程中产生的冲击力起到保护手腕的作用,例如预防腕关节骨折。造成肘部和膝部损伤的常见原因之一是肘部尖端和髌骨直接着地,护肘和护膝可防止肘部和膝部直接与地面碰撞,将碰撞产生的冲击力分散到周围组织。

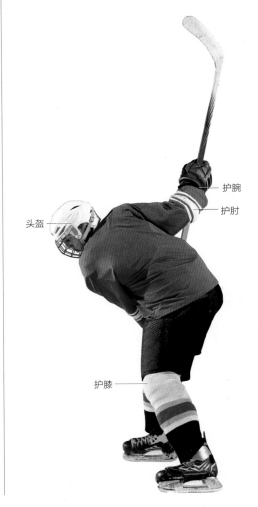

头盔

护腕

护肘

护膝

当然,运动护具的保护作用是有限的。因此,运动时除了佩戴护具,还要控制运动量并掌握规范的技术动作。而一旦在运动中受伤,就要立刻停止运动,尽快进行冰敷以缓解疼痛,迅速固定伤处后去医院治疗。

重视热身运动和放松运动

做好充足的热身运动和放松运动是预防运动损伤的有效办法和必要措施。而这两个环节，却常常被运动者忽略，尤其是在运动时间相对较短时。

一、热身运动

1 热身运动的定义

热身运动是正式运动前进行的一系列准备运动，这些运动通常是低强度的。通过这些运动，心率提高，心脏泵血增加，体温升高，关节得到活动，肌肉得到激活，可达到使人体适应正式运动需求、提高运动表现、降低运动风险的目的。在现代体育活动中，不论是专业运动员还是业余爱好者，都应在正式运动前进行热身运动。

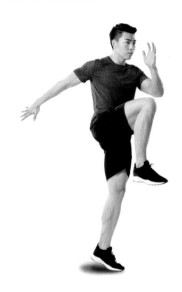

2 热身运动发挥作用的机制

热身运动发挥作用的机制主要跟体温相关，例如降低肌肉和关节的阻力、从血红蛋白和肌红蛋白中释放更多氧气、加速代谢反应、加快神经传导速度、增加体温调节压力等。此外，也有部分和体温无关的机制，例如肌肉供血的增加、基线耗氧量升高、心理准备等。

3 热身运动的分类

热身运动通常可以分为一般性热身和专项热身，或者主动热身和被动热身。

一般性热身，也可以叫作全身性热身，是较为常见和基础的热身。其目的是提升心率、升高体温、提高代谢水平。这种热身是所有运动进行前都需要的。一般性热身较为常见的方式包括但不限于慢跑、跳绳、骑车、快走、拉伸等，强度较低，时间控制在 5 分钟左右较为适宜。

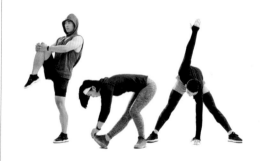

专项热身，针对即将进行的正式运动的热身运动，内容与正式运动高度相关，往往包括正式运动相关肌群、神经的激活，表现为以低于正式运动的强度进行模拟练习，有时包括专项动态拉伸。

动态拉伸与静态拉伸不同，不会在动作的终点保持 15 秒以上的静止，而是多次重复同一个动作（10~15 次），往往涉及多个肌群和关节。目前主流观点认为，静态拉伸无法降低运动受伤的风险，也无法提高运动表现，尤其是力量类运动。大量实验结果表明，训练前拉伸会比较明显地降低肌肉力量。所以一般建议在运动后进行静态拉伸，运动前进行动态拉伸。

除拉伸外，模拟练习同样重要。运动员可低强度模拟正式训练的运动轨迹或者发力模式，由此可以在身体协调性和技术上为正式运动做好准备，降低运动中受伤的风险，这一点对运动人群而言非常重要。例如，在进行杠铃力量训练的时候，会先用空杠进行练习。而短跑运动员会在正式训练前进行起跑练习。

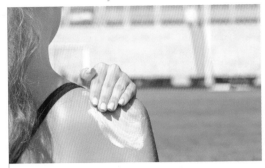

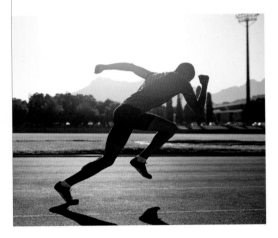

一般性热身和专项热身都属于主动热身。这里再说一说被动热身，即非主动热身。它是以外部手段提高体温以达到热身的目的。最简单的方式就是热水浴（还有桑拿浴、包裹加热毯、涂抹热身膏等）。热身运动最主要的作用是提高体温，尤其是核心体温及肌肉温度。科学研究发现，淋浴或泡澡（约 47 摄氏度的水，持续 8~10 分钟）可提高运动员在 50 米、200 米、400 米游泳中的表现。体育比赛中，常常可以看到运动员在休息间隙穿上较为厚实的运动服或者包裹毯子，这正是为了保持肌肉温度。

二、放松运动

剧烈运动时，心跳加快、血管扩张、血流速度加快，肌肉有节律地收缩，促使血液更快地流回心脏。如果此刻突然停止运动，会导致血压降低，脑部暂时性缺血，引发头晕、恶心，甚至休克、昏厥。而在正式运动或体育比赛之后进行放松运动，有助于加速全身血流的重新分配，促进肌肉中乳酸的消除和利用，缓解肌肉酸痛，避免四肢静脉瘀滞，加快恢复体能，消除疲劳，增进运动效果。

放松运动应包括 3~5 分钟的慢跑或步行，同时进行一些深呼吸，然后是 5~10 分钟的静态拉伸。对于专业运动员来说，慢跑或静态拉伸时间可适当延长。静态拉伸有助于放松肌肉和提升肌肉活动范围。一般来说，静态拉伸要对目标肌肉施加张力并持续 30~60 秒。因为静态拉伸能缓缓舒展肌肉回到原位，所以与动态拉伸相比，它导致肌肉酸痛、结缔组织损伤的概率大大降低。

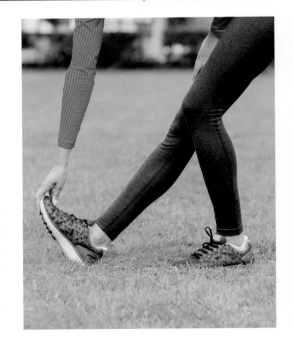

适当的体能训练可减少运动损伤

为了预防运动损伤,进行适当的体能训练是必需的,如力量训练、协调性训练、耐力训练等。很多运动损伤是肌肉力量不能满足运动需求导致的,因此可以通过股四头肌力量训练增强膝关节的稳定性和伸膝装置的力量,减轻髌股关节的压力,降低扭伤风险。当然,力量训练也很容易引发运动损伤,因此训练要从热身运动开始,遵循负荷循序渐进的原则,随着力量水平的提高增加训练重复次数。

对运动者来说,良好的身体协调性很重要。协调性好的人能够做出高难度动作,并在运动中维持身体平衡,避免发生运动损伤。因此,在日常运动中可适当增加快速躲闪、转体、急停和体位变化等训练,提高身体的灵敏度和协调性,提升运动能力。

较强的耐力对运动者也很重要,它可以让运动者在长时间运动中有效克服疲劳,避免由疲劳引发的运动损伤。一般情况下,有氧耐力训练应该每周进行 3~5 次,强度为最大心率的 60%~85%。耐力训练一般分为长时间稳定训练和间歇训练,以两种训练交替进行为宜。长时间稳定训练的运动强度低于正式比赛,通常持续 30 分钟至 2 小时。间歇训练要求先做 3~5 分钟的爆发练习,然后休息一段时间,接着回到高强度训练。

运动前后的饮食管理

运动前后的饮食管理在避免运动损伤方面也有重要作用。饱腹或者空腹状态进行运动都不可取。饱腹运动会导致腹痛、恶心、呕吐或头晕等不适;空腹运动则会导致低血糖和大脑能量供应不足,使运动者全身无力、头晕、出虚汗、心慌等,严重的甚至会引发休克。空腹运动后如果出现不适,应立即停止运动,补充食物。一般而言,运动前 2 小时适当进食既可以保证运动中的能量供应,也不会引起肠胃不适。运动前适合吃的食物以碳水化合物为主,外加适量蛋白质,主食如米饭(糙米饭)、面条、饼、全麦面包,水果如香蕉、柚子、草莓,副食如牛奶、酸奶、鸡蛋。

碳水化合物是肌肉能量的主要来源。在运动初期,身体能量需求的 40%~50% 是通过碳水化合物获得的,剩余能量则由脂肪提供。运动后,摄取水果、蔬菜、面食、谷物等有助于肌肉修复,巧克力、蛋糕、油炸食品等高糖高脂食物则应避免食用。运动前后,还应补充蛋白质,如鸡肉、鸡蛋、虾肉、豆腐、酸奶、豆浆等,但不宜过多,以免加重肾脏负担。一般情况下,正常饮食可以满足运动对蛋白质的需求。

按需补充水分也是科学运动的重要内容。脱水对运动表现有显著的不利影响,不仅会降低耐力,还会延缓运动后身体的恢复。通常情况下,运动之前 2 小时可摄入 500~600 毫升水,运动之前 15 分钟再摄入 500 毫升水。运动过程中,感觉口渴时应及时补充水分。运动后,每减轻 1 千克体重就需要摄入 1~1.5 升水。需要注意的是,时长不足 1 小时的运动,一般补充白开水就够了。时长超过 1 小时的剧烈运动,则宜饮用含碳水化合物和钠的运动饮料。此外,运动后应避免摄入咖啡和酒精,因为它们会加速体液流失。

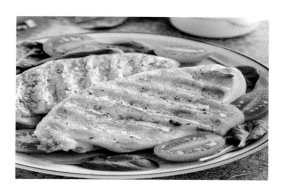

第四节 不同人群运动注意事项

儿童运动注意事项

　　培养儿童的运动习惯、强壮儿童的体魄毫无疑问是好事,但儿童和成人有很大不同,他们生理与心理尚未成熟,在运动前应有良好的规划和选择,以免发生运动损伤。

　　第一,顺应儿童身心发展的规律,谨慎选择运动项目。学龄前儿童的运动应以游戏为主要形式,旨在锻炼儿童的基础运动技能,强化心肺功能,增强身体的协调性。学龄儿童则可考虑进行真正意义上的运动,但也应以掌握基础运动技能为主,不可好高骛远。

　　第二,不让儿童过早参与竞赛项目,不过早要求儿童展现运动成绩。应给儿童带来更多的运动正向体验。

　　第三,根据儿童的生理特点,合理安排运动时间和强度,运动量不宜超过儿童身体的承受能力。还要保证儿童有充分的休息和充足的营养。

　　第四,根据运动种类,为儿童配备合适的防护装备,尤其是自行车、滑板等运动。

　　第五,注意培养儿童良好的个人运动习惯。

　　最后,运动后应仔细观察儿童的表现,询问其是否有不适症状,以便及时调整运动强度,控制运动时间,避免儿童过度运动。

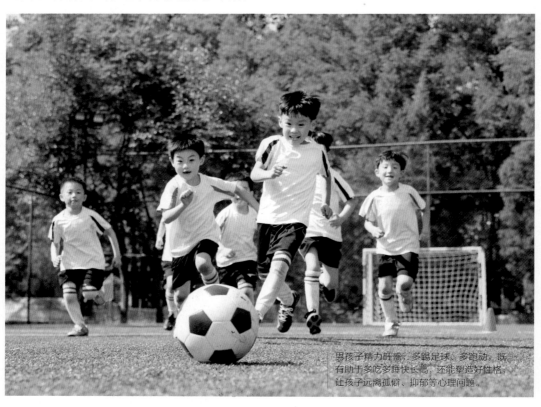

男孩子精力旺盛,多踢足球、多跑动,既有助于多吃多睡快长高,还能塑造好性格,让孩子远离孤僻、抑郁等心理问题。

女性运动注意事项

对女性来说,运动不但可以瘦身,还可以让身体更健康,精力更充沛。那么女性运动时有哪些注意事项呢?

一、运动时间

职业女性一般建议晚上运动。晚饭后1小时开始运动,时间不宜超过1小时。时间过长会加重疲惫感,影响第二天的工作效率。另外,运动要定期有规律,可以安排每周一、三、五或者二、四、六运动,也可以安排每天定时运动,以身体适应运动量为宜。

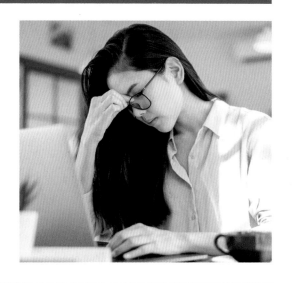

二、运动方式

男性运动多以肌肉锻炼为目的,女性运动多以瘦身塑形为目的,因此女性无须模仿男性的运动方式。较适合女性的运动方式是跑步,如慢跑或快跑,这是因为:第一,跑步运动强度适中,有消耗热量、促进瘦身的作用;第二,跑步可以锻炼腿形;第三,跑步可以锻炼臀部肌肉,让臀部挺翘,塑造S形身材。年长的女性可用快走代替跑步。此外,瑜伽、羽毛球、网球、健美操等负荷适中的运动也较适合女性。

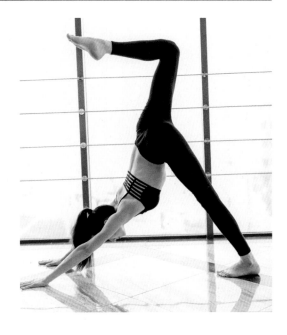

三、运动量

对于女性来说，怎样的运动量是适中的？第一，身体微微发热、出汗，大汗淋漓往往表示运动过量。第二，身体稍微有点儿疲劳。要转变运动量越大越好的观念，运动量恰到好处才有利于身体健康。比如，跑步过量会对膝关节、韧带造成损伤。运动应遵守循序渐进的原则，以跑步为例，开始时可以每天跑500米，接着增加到每天 1000 米，直至增加到每天两三千米。与男性相比，女性骨骼短、轻且细，骨密质较薄，坚固度低；女性肌肉力量弱于男性；女性肌肉横断面小，动力性及静力性力量弱于男性。因此，女性运动时更容易疲劳，消除疲劳耗时更长。这意味着女性参加户外运动或高强度运动时要进行必要的体能训练，掌握相应的运动技巧。

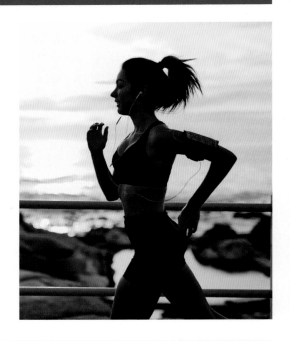

四、按照季节调节运动

身处北方的女性，冬季不宜室外跑步。出汗后吹风，不但容易感冒，干燥寒冷的北风对皮肤也有很大损害。可以在家里做运动，瑜伽、健美操、使用跑步机跑步等都是不错的选择。夏季时，不宜在一天中气温最高的时候运动，以免对身体造成损害。春秋两季要注意气候变化，随时调整运动方式。

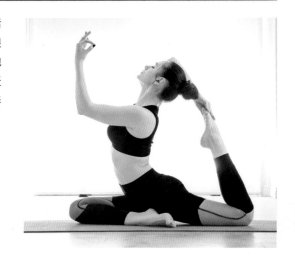

五、生理期运动的注意事项

女性处于生理期时，要减少运动量，或者暂时停止运动。生理期的女性各方面机能都比较差，盲目运动和增加运动量会对健康造成负面影响。

老年人运动注意事项

随着人们健康意识逐步增强,越来越多的老年人通过体育运动来提高身体素质。科学运动能够有效改善老年人的健康状况,如增强心脏的泵血能力,改善血管微循环,增加组织细胞供氧能力,防止胆固醇在血管中沉积,有效预防血管硬化、高血压和冠心病;增加肺活量,增强新陈代谢,改善神经系统、心血管系统的功能,提高免疫力,有效降低老年人的死亡风险;运动还能缓解抑郁等不良情绪,提高老年人的生活自理能力及生活质量,让老年人保持良好的身心状态。

一、老年人身体机能的特点

老年人的身体机能随年龄的增长而逐步衰退,显著特征有很多。第一是外部形态和运动系统的变化,如头发变白脱落、皮肤松弛、皱纹增加、骨骼和肌肉萎缩、肌力及耐力下降、骨质疏松、关节僵硬、韧带弹性减弱。第二是心血管系统和呼吸系统的变化,如心肌萎缩、心缩力减弱、动脉硬化、外周血管阻力增加、血压升高、心输出量减少及心力贮备下降。老年人运动后心率和血压恢复较慢,心脏容易疲劳。第三是呼吸功能的变化,如肺组织萎缩、肋软骨逐渐钙化、胸廓活动变小、肺通气量降低。第四是大脑的变化,如神经细胞萎缩、血流阻力增加、血流量降低、血液循环变慢、灵活性降低、反应迟钝。与年轻人相比,老年人更容易发生运动损伤和意外,机体损伤性修复和运动后的恢复时间也会延长。

二、老年人运动项目的选择

老年人选择的运动项目应该内容全面、顾及全身,方法简便、动作稳健,少竞争、无直接对抗,节奏平稳柔和、富有韵律,以有氧运动为主,适量增加力量练习。老年人血压容易上升,因此应避免较高强度的肌力训练及需要较强肌肉力量的无氧运动,运动以改善心肺功能为主要目的。虽然适宜老年人的运动项目很多,但老年人身体状况差异较大,所以选择运动项目必须因人而异,有针对性。下面介绍几种适合老年人的常见运动项目。

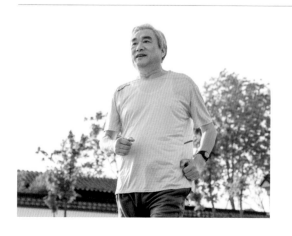

1 有氧运动

对老年人来说,保持同一强度(强度不宜过大)、持续时间在 6 分钟以上的运动一般可以列为有氧运动。有氧运动项目较多:有轻度至中度的耐力运动,如健走、慢跑、游泳、自行车等;有伸展运动,如太极拳、八段锦、五禽戏、扭秧歌、健身操等。乒乓球、羽毛球、台球、门球、气排球、地掷球等温和的球类项目也属于有氧运动。

运动频率：推荐每周 5 天以上的中等强度运动，或每周 3 天以上的较大强度运动，或每周 3~5 天中等强度与较大强度交替的运动。

运动强度：老年人可用是否吃力判断运动强度，如"比较轻松"为运动强度较小，"稍感费力"为运动强度中等，"比较费力"为运动强度较大，"非常费力"为运动强度很大。老年人参加有氧运动应循序渐进，以中等强度为主。

运动时间：体质较好的老年人，每次运动以 30~45 分钟为宜，一天累计不超过 2 小时；体质弱、耐力差的老年人，运动时间应逐渐增加，每次运动至少 10 分钟，一天累计 30 分钟。

2 肌肉力量训练

目前，预防、治疗老年人肌肉萎缩、力量下降的方法是肌肉力量训练，训练时以腿部、手臂、胸部、背部、腹部为主。先练大肌肉群，后练小肌肉群，大关节活动优先于小关节活动，多关节动作练习优先于单关节动作练习，因为大肌肉群、大关节的运动对心肺功能影响较大。

老年人肌肉力量训练项目推荐

上肢肌肉力量训练		举小沙袋、握小杠铃、拉轻弹簧
躯干肌肉力量训练	卷腹	仰卧在垫子上，屈膝 110~120 度，双手放于颈后，保持颈部自然曲度。腹肌收缩，腰部下压垫子，肩膀抬起 30~45 度
	屈臂支撑	俯卧屈肘，大小臂夹角呈 90 度，小臂在地面做支撑。两脚伸直，用脚掌前部撑地；头、躯干、臀直至脚跟保持在一条直线上。整个过程不可憋气
	仰卧举腿	仰卧，双脚并拢伸直。收腹抬腿，双腿尽量与地面垂直，保持垂直状态 1 秒，然后慢慢放下，但不接触地面，快接触地面时再次抬起
下肢肌肉力量训练	靠墙蹲起	站立，两脚分开与肩同宽，脚尖指向前方，脚跟与墙壁保持适当距离，背部紧靠墙壁或柱子等，慢慢下蹲，膝关节不要超过脚尖，半蹲到大腿与地面平行
	站立位侧抬腿	腿伸直，侧向抬腿，上抬至个人所能承受的最高位置，再缓缓收回
	站立提踵	手扶墙或椅背，挺胸收腹，做提踵之后下落的练习
	大腿内收	仰卧在垫子上，屈膝，脚掌着地，双脚分开略比肩宽，用双膝夹一个瑜伽球，随呼气双腿有控制地夹球，随吸气缓慢松开双膝解除压力

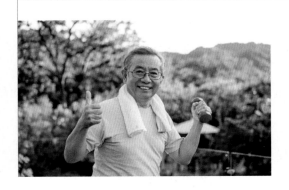

运动强度：前期平均心率控制在每分钟 105~110 次，中期平均心率控制在每分钟 110~120 次，后期平均心率控制在每分钟 115~125 次。可以通过缩短间歇时间，增加训练强度，达到每项动作练习的组数累计 10~20 组。

运动频率：每周 2 次或 3 次。

三、老年人运动注意事项

老年人在运动前应做全面的身体检查,遵循安全第一的原则,根据自身体质,选择适宜的运动项目和运动方式。以下注意事项应牢记。

不宜在早晨运动。6~8 点,人体各项机能均处较低水平,此时运动难以达到理想效果,还容易受伤。适宜老年人运动的时间为 9~10 点或 16~18 点。

不空腹。很多老年人不吃早饭就开始运动,结果因为低血糖造成大脑供氧不足,导致头晕、心慌,引发心血管疾病甚至发生意外。

衣服舒适轻便,符合季节、天气情况,鞋子防滑防摔。

结伴而行。老年人体质衰退,不少人还患有慢性病,运动时结伴有助于相互监督和帮助,发生紧急状况时便于求救。

运动前做好准备活动,如慢跑和徒手操等。

运动后不立即休息。通过放松运动让身体有个适应的过程,防止因血管弹性相对较差而发生血液回流减少,避免脑部暂时性缺血。

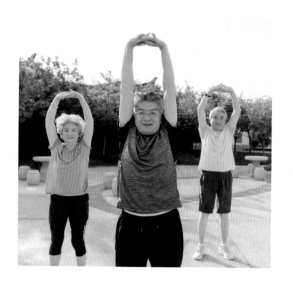

四、老年人患某些疾病时的运动注意事项

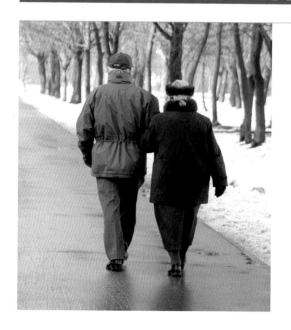

1 冠心病

冠心病是由冠状动脉粥样硬化引起的心脏疾病,可产生心绞痛、心肌梗死、心律失常、心力衰竭或猝死,以及急性冠状动脉综合征等。患冠心病的老年人运动前须做 5 分钟的准备活动,运动后须做 5 分钟的整理活动。运动中出现心前区不适、气短、心率超过每分钟 120 次等情况时应停止运动。

运动项目:步行。
运动强度:速度为每分钟 80~100 米,心率为每分钟 100~110 次。
运动时间:20~30 分钟。
运动频率:每周 3 次或 4 次。

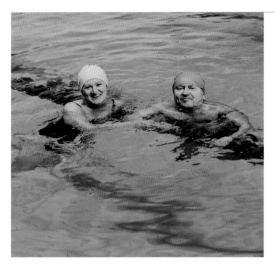

2 糖尿病

糖尿病是以代谢紊乱、血糖增高为主要临床特征的疾病。主要病因是不同程度的胰岛素分泌缺陷及胰岛素抵抗。典型症状为多尿、多饮、多食、消瘦、疲乏等。常出现心脑血管病变、白内障以及视网膜、肾脏、神经病变等并发症。患糖尿病的老年人适宜参加全身运动，因为全身运动可提高肌肉对葡萄糖的利用率。

运动项目：步行、慢跑、游泳、健身操、太极拳等。
运动强度：心率为每分钟 110~130 次。
运动时间：15~20 分钟。
运动频率：每周 4 次或 5 次。

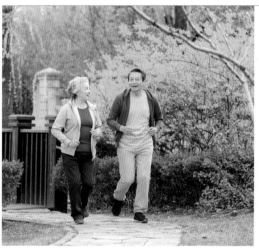

3 肥胖症

肥胖症是因摄入食物的热量大于人体活动需要量而致体内脂肪沉积过多的一种症状。判断标准为体重超过标准 20% 或身体质量指数（BMI）大于等于 28。患肥胖症的老年人，可以通过控制饮食及参加运动锻炼等健康生活方式来控制体重。可以根据自身实际，适当调节运动强度或时间。

运动项目：长距离步行、游泳、慢跑等。
运动强度：心率为每分钟 120~130 次。
运动时间：30~45 分钟。
运动频率：每周 3~5 次。

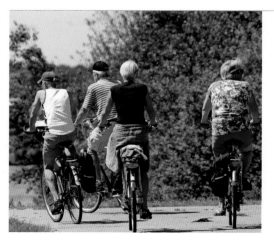

4 高脂血症

高脂血症是表现为血浆中某一类或几类脂蛋白水平升高的疾病。多数无明显症状，常在体检或有并发症时发现。有高脂血症的老年人适宜较舒缓的有氧运动，这样可以加速脂肪代谢，有助清除胆固醇，降低血脂水平。

运动项目：跑步、自行车等。
运动强度：心率为每分钟 130 次左右。
运动时间：跑步 20 分钟 / 骑自行车 60 分钟。
运动频率：每周跑步 6 次 / 骑自行车 3 次。

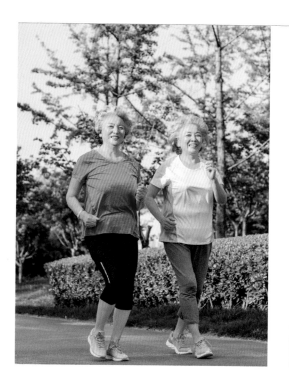

5 高血压

高血压是一种以动脉血压升高为主要表现的疾病。成人如舒张压持续在 90 毫米汞柱或以上，收缩压在 140 毫米汞柱或以上即可确诊。患者常感头痛、头晕、失眠、心悸、胸闷、烦躁和容易疲乏，严重时可发生心、脑、肾功能障碍。患高血压的老年人适宜选择有节奏、较轻松的运动，如此可增强迷走神经作用（抑制机体的能量消耗）、血管扩张能力，降低肾上腺素水平，达到降压目的。运动前应做心血管功能检查，以防运动中发生意外。

运动项目：快步走、交际舞、太极拳等。
运动强度：心率为每分钟 120 次左右。
运动时间：60 分钟。
运动频率：每周 3 次。

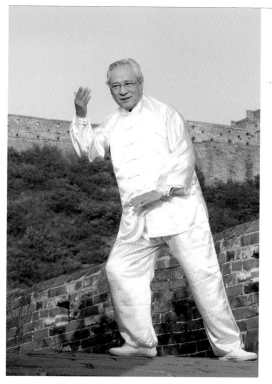

6 高尿酸血症

高尿酸血症是血中尿酸超过正常范围的一种状态。临床上，男性血尿酸超过每升 420 微摩、女性血尿酸超过每升 360 微摩时即可确诊。病因较多，主要为肾排出尿酸减少和体内尿酸合成增加。患高尿酸血症的老年人适宜参加全身有节奏放松的运动。这样可以降低血清尿酸值，提高尿酸清除率，达到辅助治疗高尿酸血症的目的。

运动项目：太极拳、五禽戏等。
运动强度：心率为每分钟 110 次左右。
运动时间：30 分钟。
运动频率：每周 3 次，隔日 1 次。

第五节 运动损伤的应急处理

运动损伤的种类

体育运动可分为球类运动、田径运动和其他运动三大类。球类运动中发生的运动损伤主要有擦伤、挫伤、拉伤、扭伤，偶尔会发生脱臼和骨折等较为严重的损伤；田径运动中发生的运动损伤主要有擦伤、挫伤、拉伤、扭伤、关节炎、脱臼和骨折；其他运动中较为常见的运动损伤主要有擦伤、挫伤、扭伤和骨折等。

运动损伤按损伤组织的种类可以分为肌肉肌腱损伤、滑囊损伤、关节囊和韧带损伤、骨折、关节脱位、内脏损伤、脑震荡、神经损伤等。

运动损伤按性质可以分为：①开放性损伤。伤后皮肤和黏膜的完整性遭到破坏，受伤组织有裂口与体表相通，如擦伤、刺伤、切伤、撕裂伤及开放性骨折等。②闭合性损伤。伤后皮肤或黏膜仍保持完整，无裂口与体表相通，如挫伤、关节韧带扭伤、肌肉拉伤、闭合性骨折等。

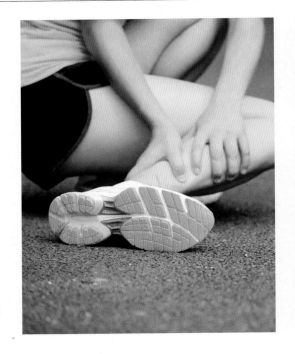

常见运动损伤应急处理实例

运动损伤会引起疼痛、肿胀、炎性反应等症状，防止症状加重而采取的应急手段被称为"应急处理"。科学的应急处理是减轻损伤和伤痛，促进康复的重要手段。

一、皮肤擦伤

皮肤擦伤是常见的运动损伤，伤势较轻。较小的擦伤进行消毒处理，涂抹外用药即可；如擦伤较为严重，则需用生理盐水或双氧水清创后，再用无菌敷料覆盖包扎伤处。

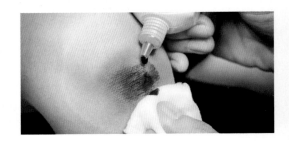

二、挫伤

通常指软组织挫伤。运动中相互碰撞、被踢打或身体某部位撞到器械，均可引发挫伤。主要表现通常有局部皮肤青紫、肿胀、疼痛等，伴或不伴功能障碍，多见于四肢。一旦出现挫伤，应立即制动，然后冷敷、加压包扎、抬高伤肢等。疼痛明显者可口服止疼药，外用红花油、风湿跌打膏、伤湿止痛膏等。必要时可口服或局部应用抗生素预防感染。若伤部肿胀不断发展或表皮发热严重，应迅速送往医院进行治疗。

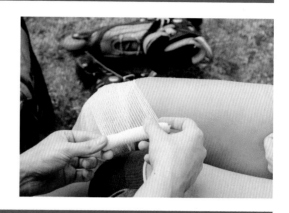

三、肌肉拉伤

肌肉拉伤可能发生在肌腹、肌腱以及肌腱附着于骨骼处。肌肉拉伤会引起肌肉出血，形成血肿。出血从受伤的肌肉内开始，周围包裹着未受伤的筋膜。肌肉内的压力增加，直到压力使血管收缩并止血。肌肉拉伤的主要表现有局部肿胀、疼痛，压痛明显，肌肉紧张或痉挛，活动时疼痛加剧并伴有运动障碍。一旦出现肌肉拉伤，应立即停止运动，采用冷敷、加压包扎或外敷伤药，待肌肉休息放松 24~48 小时后进行按摩、理疗（切记伤后不要立即对受伤部位进行按摩、推拿等）。

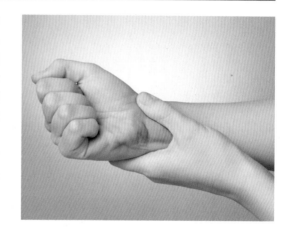

四、关节韧带扭伤

运动中关节处受力超过正常水平就会引发韧带扭伤、韧带撕裂甚至断裂。关节韧带扭伤多发于踝、膝、腕、腰椎和颈椎等部位。关节处活动频繁，而韧带组织不易再生或恢复，因此伤后处置不当极易造成功能性障碍等后遗症。关节韧带扭伤后，应立即停止活动，接着冷敷止血并迅速使用绷带包扎受伤部位，预防肌肉肿胀。冷敷 1~2 天后可改为热敷，促进损伤部位消肿。

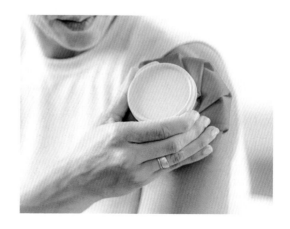

1 踝关节扭伤的治疗

扭伤后立即停止运动,用拇指压迫止血,检查韧带是否完全断裂。12 小时内用冰袋冷敷,加压包扎,防止毛细血管扩张继续出血,抬高患肢。24 小时后根据伤情选用伤药外敷、理疗、针灸、按摩、药物痛点注射及支持带固定等。如果韧带完全断裂,应固定伤处后送医院治疗。

2 急性腰扭伤的治疗

可用"背运法"。即伤者和健康者背靠背站立,两人肘弯相勾,由健康者将伤者背起。伤者全身放松,贴靠在健康者身上。健康者腰髋左右摇摆,伤者两脚向空中踢。或伤者平躺在硬板上,腰下垫一枕头,先做冷敷,后做热敷。

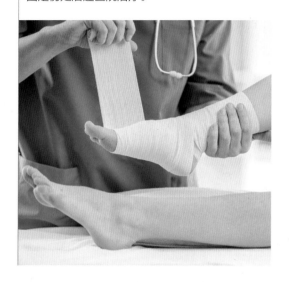

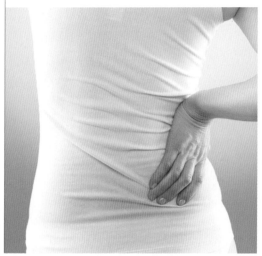

五、关节脱位

外力作用或用力过猛可导致关节面脱离正常位置,即关节脱位。症状有关节肿大、局部畸形隆起、活动时疼痛、关节功能丧失等。发生关节脱位,伤者应立即停止运动,不可揉搓脱位关节,可先做冷敷。如发生肩关节脱位,可将伤者肘部弯成直角,用三角巾将前臂和肘部托起,挂在颈上。如发生腰椎关节脱位,应让伤者平躺于硬板上,及时送医院治疗。

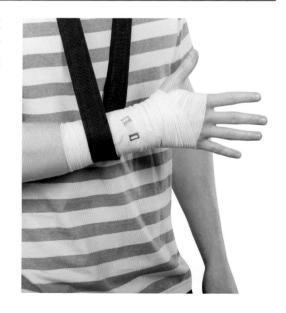

六、骨折

骨折通常分为闭合性和开放性两种。闭合性骨折没有伤口，断裂的骨头与表皮没有关联。开放性骨折则是骨头断裂的尖端穿过皮肤，伤口明显。处理一般性的开放性骨折，不用把骨头送回断裂面，以免引起伤口感染。可用消毒纱布对伤口做简单包扎，同时用木板固定受伤部位的关节。如果是脊柱骨折，必须使用担架或者木板固定伤者，及时送医院治疗。移动伤者的过程中，要防止伤者头部来回动，以免伤者脊髓受到严重损伤导致瘫痪。

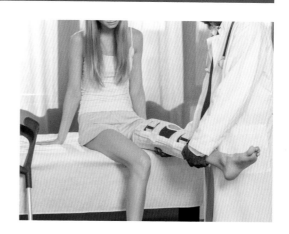

七、呼吸、心跳骤停

呼吸、心跳骤停是运动中出现的严重紧急情况，处理及时恰当可挽救生命。引起呼吸、心跳骤停的原因较多，较常见的有溺水。发生呼吸、心跳骤停，应立即进行心肺复苏。将伤者平放在硬板床或地上，去枕，解开衣扣，松解腰带。抢救者站立或跪在伤者身体一侧，打开伤者口腔，清除口鼻内的异物和分泌物，保持呼吸道通畅。

心肺复苏最好由两人配合进行，一人负责胸外心脏按压，另一人负责维持呼吸道通畅，并做人工呼吸，同时监测颈动脉的搏动。抢救者两只手掌根重叠置于病人胸骨中下 1/3 处（男性在两乳头连线中点）。肘关节伸直，借助身体的重量向伤者脊柱方向按压。按压应使成人及儿童胸骨下陷 5~6 厘米或胸部前后径的 1/3 后突然放松。按压频率为每分钟100~120 次。

单人抢救时，每按压 30 次，俯下身做口对口人工呼吸 2 次。按压 5 个循环周期（约 2 分钟）对病人做一次判断，触摸颈动脉（不超过 5 秒）与观察自主呼吸的恢复（3~5 秒）。虽然心肺复苏在运动实践中应用较少，但游泳过程中发生溺水并不少见，因此游泳爱好者和运动员掌握心肺复苏很有必要。

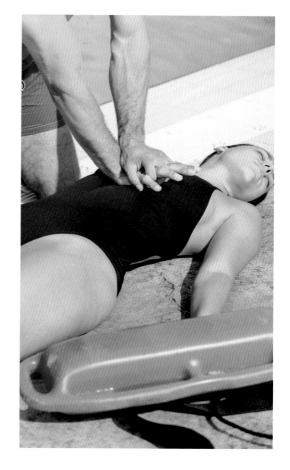

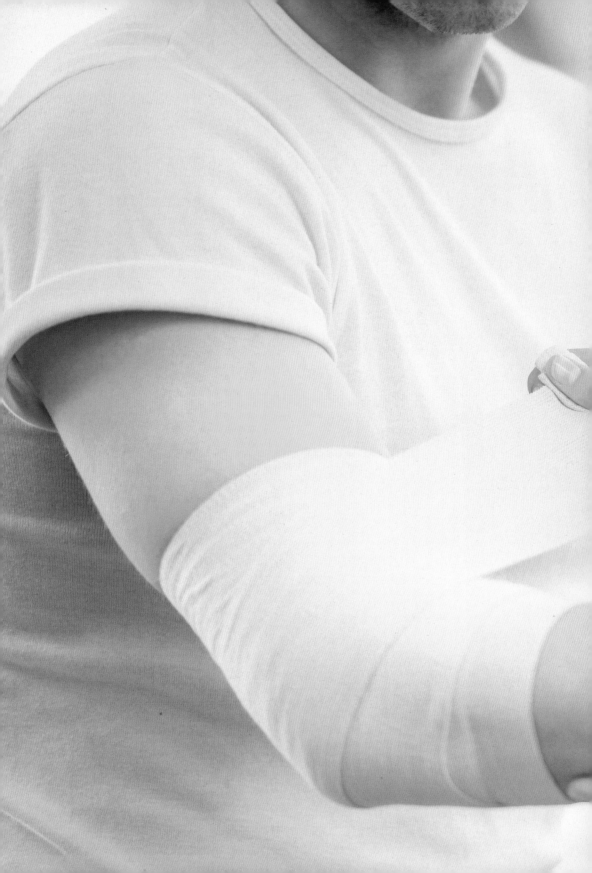

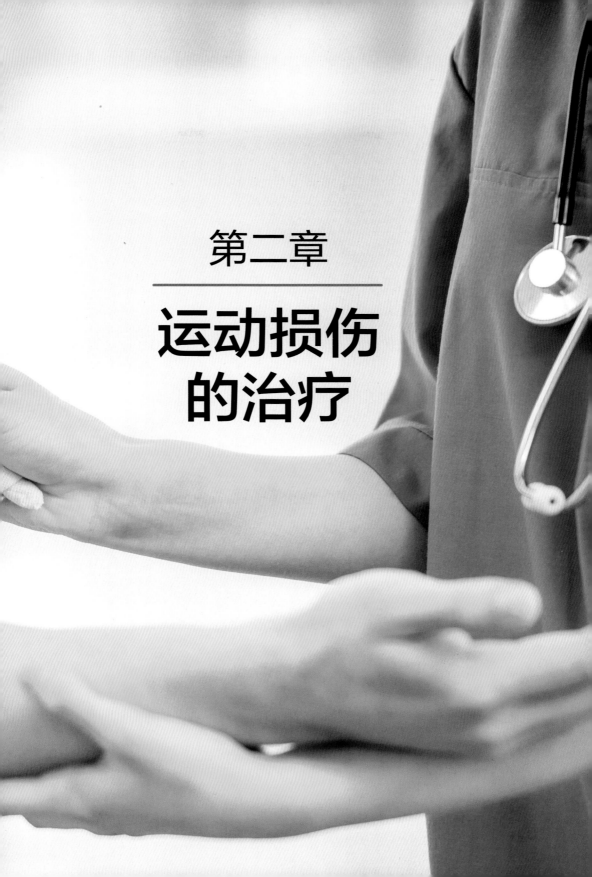

第二章

运动损伤
的治疗

第一节 治疗原则

急性期的处理原则

　　运动损伤可分为急性期和恢复期两个阶段。急性期又称炎症期，多出现在运动损伤发生后的 3~5 天内。急性期的主要表现为损伤处疼痛、肿胀、发热、功能和活动受限等，因此运动损伤急性期的处理目标就是控制症状，使其不会恶化。

　　急性期的处理原则被称为 PRICE 原则，它由保护(Protection)、休息(Rest)、冰敷(Ice)、压迫(Compression)、抬高(Elevation)五个要素(步骤)组成。如果损伤不严重，可以按照该原则先行处理。

一、保护（Protection）

　　发生运动损伤后，第一步应该是尽可能地保护受伤部位，将其固定住，可以视情况使用护具、弹性绷带或石膏等，使得受伤部位不因外力拉扯而再次受到伤害，加重损伤。如果条件不允许，则可就地取材，用树枝、木棍等固定已做清创处理的受伤部位。

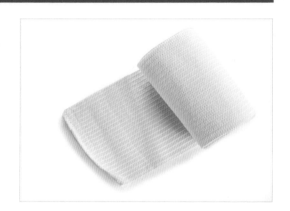

二、休息（Rest）

　　停止一切有可能对受伤部位造成伤害的运动，包括超负荷运动。好好休息可以促进受伤部位更快复原。受伤后应立即停止运动，就地平躺或坐地。严格制动可以控制肿胀和炎症，减少出血或避免再次受伤。

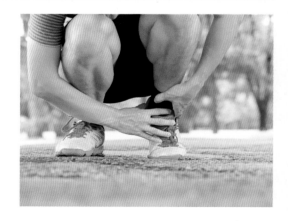

三、冰敷（Ice）

损伤发生后，应立刻冰敷受伤部位。这样可以使受伤部位毛细血管收缩，减少出血量，并促进皮肤散热、降低体温，减轻疼痛和痉挛，减少酶的活性因子及机体组织坏疽的产生，一定程度上缓解肿胀和炎症。受伤后 48 小时内，可每隔 2~3 小时冰敷 20~30 分钟。冰敷时皮肤的感觉分四个阶段，即冷、疼痛、灼热、麻木。要注意观察冰敷部位皮肤颜色及感觉的变化，当皮肤发紫且感觉麻木时，就应立刻移开冰敷袋。这是因为过长时间的冰敷会影响血液循环，不利于受伤部位恢复。如果没有冰袋，可以将毛巾放在冷水或冰水中浸湿，拧干后敷在受伤部位上，以两块毛巾交替使用为宜。

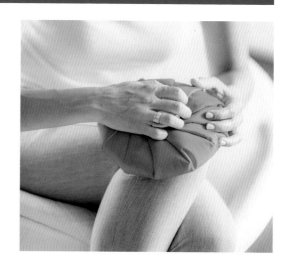

四、压迫（Compression）

即加压包扎受伤部位，如使用弹性绷带进行包扎。这一步骤可与冰敷结合起来，将冰敷袋绑在受伤部位，捆绑时稍用力以减少受伤部位出血。加压包扎的目的是减轻受伤部位内出血及淤血，防止浸出的体液渗入组织内部，促进体液吸收。加压包扎方法很多，常用的有环形法、蛇形法和螺旋形法。

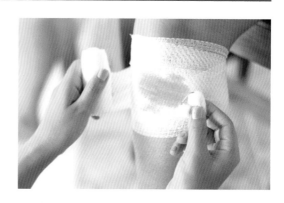

1 环形法

多用于腕部等肢体粗细相等的部位。首先将绷带作环形重叠缠绕。第一圈环绕稍作斜状；第二、第三圈作环形，并将第一圈之斜出一角压于环形圈内，最后用粘膏固定带尾，也可将带尾剪成两个头，然后打结。

2 蛇形法

多用于固定夹板。先将绷带按环形法缠绕数圈，再按绷带的宽度作间隔斜着上缠或下缠。

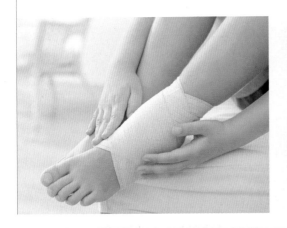

3 螺旋形法

多用于肢体粗细相同处。先按环形法缠绕数圈，上缠每圈盖住前圈三分之一或三分之二，呈螺旋形。

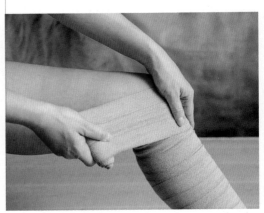

五、抬高（Elevation）

即抬高受伤部位，辅以冰敷和压迫，由此减轻受伤部位肿胀及淤血。抬高时，受伤部位所处位置应高于心脏，且尽可能在受伤后 24 小时内保持抬高状态，以加速血液和淋巴液回流，减轻内出血。如果怀疑受伤部位发生骨折，则应先用夹板固定受伤部位再抬高。

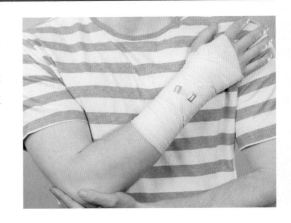

恢复期的治疗与锻炼原则

恢复期也可分为两个阶段，即亚急性期和重塑期。在此期间，受伤部位不再出血或水肿，受损组织逐步修复。亚急性期承上启下，这一阶段内受损组织炎症逐渐消退，新生组织尚不牢固。进入重塑期，新生组织逐渐变得牢固。

恢复期的时间长短由受损组织的特性及损伤严重程度而定。不同的组织所需的修复时间不一，如肌肉损伤需 3~6 周，韧带或肌腱损伤需 4~8 周，骨骼损伤需 6~12 周。当然，这些只是受损组织基本愈合所需的时间，而愈合并不代表受损组织的功能完全恢复到伤前水平。要完全恢复，往往需要一年甚至更长时间。在此期间，要确保以下几个有利于受损组织恢复功能的条件。

一、合理安排伤后训练

这是治疗运动损伤的首要内容,旨在使运动员保持训练中已经获得的成果,伤愈后能迅速投入正规训练,有效预防伤后突然停训引起的"停训综合征"。如肌肉力量练习可以预防受伤部位肌肉萎缩,加强关节稳定性,加速血液循环,改善伤部组织的代谢与营养,消除粘连,刺激肌肉组织生长,缩短修复时间。

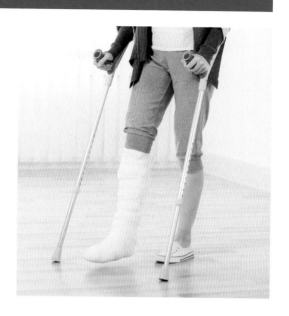

运动员受伤后,应尽量避免完全停止训练。为合理安排伤后训练,应采用"三结合"的方法,即首先医生根据伤情、损伤机理等提出应避免或减少做哪些动作,应加强哪些肌肉的练习,接着教练员提出全面及伤部训练的具体计划交运动员研究试用,并详细记录其反应,最后共同修改制订新的计划。只有反复实践,才能使伤后训练计划较为科学。

二、使用支持带及保护带

使用支持带及保护带可以防止再伤和保护已伤关节的稳定,使运动员能迅速投入训练。

三、局部治疗

按摩、理疗、外敷药、局部封闭注射(常用的有普鲁卡因、可的松类药物和透明质酸酶、糜蛋白酶、生理盐水、10% 葡萄糖等)对止痛、改善受伤部位代谢、消除水肿、加速愈合、消除瘢痕粘连与挛缩等均有一定效果,但必须适时适当。如损伤严重,则应根据伤情采用手术或非手术治疗。

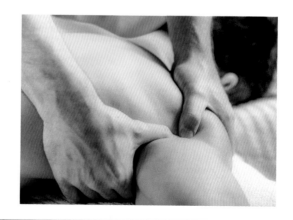

四、注意全身治疗

运动损伤的发生常与全身状态不良有关,治疗时也应注意全身状态的改善,必要时应补充 B 族维生素和维生素 C、维生素 E 等。

第二节 上肢损伤的治疗

肩部及上臂的构成

与肩部及上臂相关的肌肉是肩带肌、上臂肌、胸上肢肌、背肌。其中,肩带肌配布于肩关节周围,支持肩关节运动,增强关节稳定性。肩带肌包含三角肌,肩胛骨前面的肩胛下肌,肩胛骨后面的冈上肌、冈下肌、大圆肌和小圆肌;上臂肌包含前群(屈肌群)浅层的肱二头肌、喙肱肌,深层的肱肌和后群(伸肌群)的肱三头肌、肘肌;胸上肢肌包含胸大肌和前锯肌;背肌包含斜方肌和背阔肌。

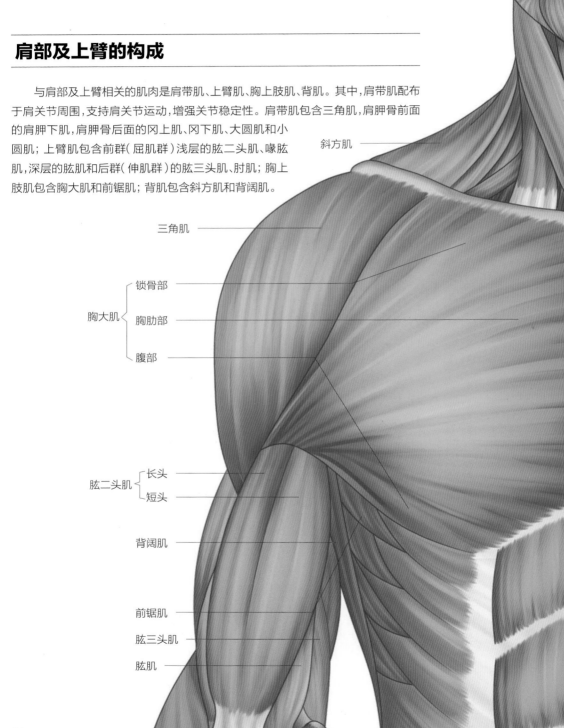

斜方肌

三角肌

胸大肌 { 锁骨部 胸肋部 腹部

肱二头肌 { 长头 短头

背阔肌

前锯肌

肱三头肌

肱肌

与肩部及上臂相关的骨骼包含锁骨、肩胛骨和肱骨。其中,锁骨呈 S 形,水平横位于胸骨和肩胛骨之间。其外侧的肩峰端和内侧的胸骨端都有关节面,与相应骨关节面组成关节。肩胛骨呈三角形,位于胸廓后面上外侧。其外侧角即关节盂与肱骨头相关节,背侧面高起的称肩胛冈,肩胛冈的外侧端称肩峰,其关节面与锁骨肩峰端相关节。肱骨分两端一体,上端内侧有半球形的肱骨头,其关节面与肩胛骨的关节盂相关节,下端前后稍扁,与前臂骨相关节,主体呈圆柱形。

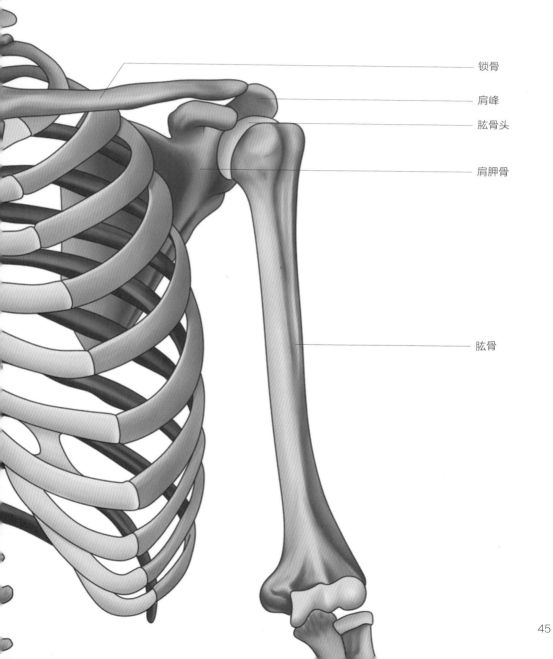

锁骨

肩峰

肱骨头

肩胛骨

肱骨

常见肩部运动损伤

损伤高发运动

- ◆ 橄榄球
- ◆ 冰球
- ◆ 足球

锁骨、肱骨骨折

损伤描述

　　肩部骨折通常为锁骨或肱骨骨折，或两者均骨折。发生骨折的原因通常为肩部受到突然撞击或跌倒时伸出手臂作为支撑以起缓冲作用。

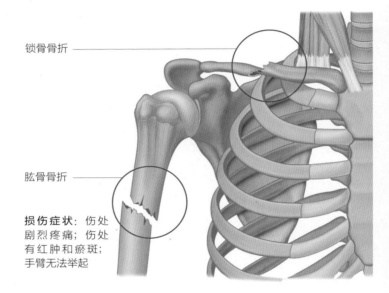

锁骨骨折

肱骨骨折

损伤症状： 伤处剧烈疼痛；伤处有红肿和瘀斑；手臂无法举起

紧急处理

- ◆ 冰敷伤处
- ◆ 用吊带固定受伤的手臂

并发症

锁骨、肱骨骨折可能会引发气胸、血胸和臂丛神经或锁骨下血管损伤，需要医疗干预。此外，由骨关节炎引起的肩部慢性疼痛、活动度减少等可能会导致伤处难以充分愈合。

治疗方法

　　锁骨、肱骨骨折后，如果骨折程度较轻或未发生移位，通常无须手术治疗，而以保守治疗为主，治疗手段有牵引手法复位、"8"字形绷带固定、颈腕吊带固定等。如果伤处较难复位并有刺穿皮肤风险，或伤处复位后发生移位、骨折合并血管神经损伤、骨折呈开放性，则可经医生评估伤情后进行手术治疗。伤处愈合后，适当的活动度和力量训练有助于肩部恢复运动能力。

远期预后

　　骨折不严重者，伤处可以完全愈合并恢复活动能力。骨折严重者多发生于老年人群，伤处愈合后，肩部有可能丧失部分活动能力并发生骨关节炎。

肩关节脱位

损伤描述

肩部与他人或硬物发生激烈碰撞，或摔倒时伸出手臂用于支撑身体，肩关节猛地外展、外旋，都有可能引发肱骨头与盂肱关节内的肩胛骨分离，即肩关节脱位。

肩关节脱位有几种类型，较常见的是前脱位。发生前脱位时，负责稳定前肩的结构（包括关节囊和盂肱韧带下部）发生撕脱。肱骨头后上方受压骨折称为希尔－萨克斯损伤（Hill-Sachs lesion），与前脱位有关。更常见的是前盂唇撕裂，即班卡特损伤（Bankart lesion）。

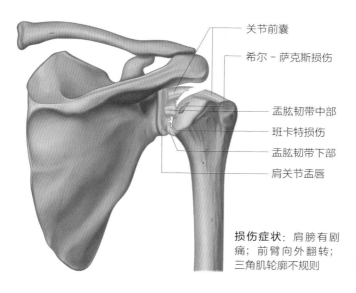

关节前囊

希尔－萨克斯损伤

盂肱韧带中部

班卡特损伤

盂肱韧带下部

肩关节盂唇

损伤症状：肩膀有剧痛；前臂向外翻转；三角肌轮廓不规则

治疗方法

大多数情况下，肩关节初次脱位无须手术治疗，而再次脱位则可能需要手术治疗。除手术治疗外，还可采用注射治疗，即直接在关节囊处注射治疗药物，如此可以更好地缓解疼痛，使肩关节更快地恢复运动能力。此外，还可避免因手术而致肩关节处皮肤形成瘢痕。

远期预后

大多数运动员在肩关节脱位后无法继续运动，除非接受手术治疗。此外，因肩关节脱位而接受手术治疗的运动员在伤处愈合后往往不能恢复到以前的运动水平。

损伤高发运动
◆ 足球
◆ 橄榄球
◆ 拳击
◆ 马术
◆ 赛车

肩关节半脱位

损伤描述

　　肩关节灵活性较好而稳定性较差。当外力直接作用于肩膀,如摔倒时身体压在伸出的手臂上,迫使手臂进入一个别扭体位,就会引发肩关节半脱位,即肱骨从肩关节盂向下不完全脱位。

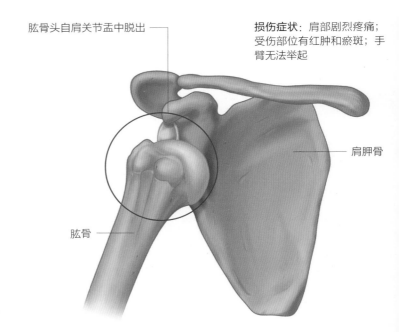

肱骨头自肩关节盂中脱出

损伤症状:肩部剧烈疼痛;受伤部位有红肿和瘀斑;手臂无法举起

肩胛骨

肱骨

治疗方法

　　发生肩关节半脱位,在关节复位和固定肩膀后,一般不需手术,伤处即可渐渐复原。恢复情况取决于伤者的年龄、健康状况、既往损伤史和半脱位严重程度等。之后应进行强化训练以促进关节功能恢复。如果运动过程中肩关节经常脱位,则需要进行康复治疗,甚至是手术治疗。

远期预后

　　一旦肩关节可以做到全范围运动而不发生半脱位,正常的运动就可以恢复了。预后取决于半脱位的严重程度和伤者的特殊病史。肩关节半脱位通常由肩部既往损伤诱发,在肩关节复原前就参加运动可能会导致关节不稳定性进一步恶化。

肩锁关节分离

损伤描述

肩锁关节分离即连接锁骨和肩胛骨尖端(肩峰)的韧带撕裂或断裂。肩锁关节损伤一般发生在上肢力量训练、各种投掷运动和碰撞运动中,原因通常为摔倒时肩膀顶部受力,或摔倒时手外展,肩膀直接受力。这种损伤在三四十岁的运动员中很常见。

损伤高发运动

◆ 足球

◆ 曲棍球

连接锁骨和肩峰的韧带发生撕裂

损伤症状:肩锁关节疼痛、压痛和肿胀;受伤关节畸形;受伤手臂向内转向时疼痛或不适

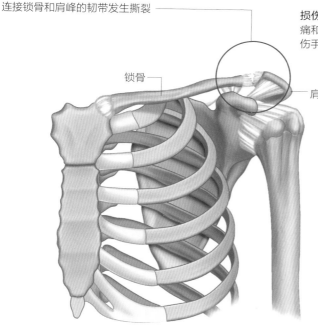

锁骨

肩峰

紧急处理

◆ 肩锁关节复位

◆ 停止肩锁关节活动

◆ 用吊带固定受伤的手臂

◆ 冰敷伤处

◆ 服用消炎药和止痛药

治疗方法

发生肩锁关节分离,若损伤程度较轻,则无须手术,但通常需要6~8周的时间伤处才能完全愈合。之后,应进行关节活动训练,以免关节僵硬。接触性运动中,在肩锁关节周围使用护具有助于避免关节再次受伤。

远期预后

给予充足的时间和适当的康复训练,大多数情况下肩锁关节分离可自行复原。如果需要手术,则存在感染和持续疼痛的风险,伤者复原的时间会延长。

并发症

发生肩锁关节分离,如果不及时给予适当的治疗和愈合时间,肩锁关节就有可能出现退行性改变、慢性疼痛和僵硬,导致行动受限,需要手术治疗。

<table>
<tr><th>损伤高发运动</th></tr>
</table>

- 足球
- 篮球
- 橄榄球

胸锁关节分离

损伤描述

胸锁关节分离即连接锁骨和胸骨的韧带撕裂或断裂，会影响关节旋转。接触运动中，如胸骨被直接击中，摔倒时肩膀着地或手臂伸出着地，他人倒地时压住伤者肩膀，往往会造成胸锁关节分离。分离分两种情况，即锁骨脱位于胸骨前方或后方。

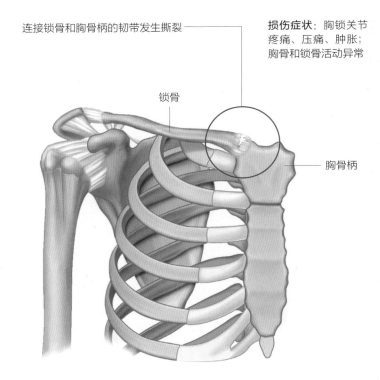

连接锁骨和胸骨柄的韧带发生撕裂

损伤症状：胸锁关节疼痛、压痛、肿胀；胸骨和锁骨活动异常

锁骨

胸骨柄

紧急处理

- 胸锁关节复位
- 停止胸锁关节活动
- 用吊带固定肩膀
- 冰敷伤处
- 服用消炎药和止痛药

并发症

胸锁关节分离可导致肩关节周围失去活动能力，持续疼痛、僵硬和无力。而当锁骨被压在胸骨后面时，还存在重要血管发生潜在损伤的风险，严重时需要手术治疗。

治疗方法

发生胸锁关节分离通常不需要手术治疗，如最常见的锁骨脱位于胸骨前方。如果损伤严重（特别是锁骨脱位于胸骨后方），关节不稳定的情况可能会持续，在某些情况下需要手术治疗。

远期预后

通常情况下，经历足够的愈合时间，伤者会完全康复，且不会有后遗症。当然，适当的康复训练有助于伤处恢复运动能力。

肱二头肌长头肌腱炎

损伤描述

肱二头肌长头肌腱起自肩胛骨盂上结节,主体位于肱骨结节间沟内,连接肱二头肌近端和肩胛骨,控制肘关节屈曲和前臂旋后。长期过度运动(重复的举重或肩峰下撞击)会导致肱二头肌长头肌腱磨损,发生炎症及退行性改变,引起滑动功能障碍及活动时疼痛。炎症可以发生于肌腱本身,也可以发生于肌腱鞘或腱旁组织。

肱二头肌长头肌腱(包括外层腱鞘)发生炎症

损伤症状:屈肘及前臂旋后时剧痛;肩关节前部疼痛,向上臂前外侧放射,夜间加剧;肩关节活动受限,患手不能触及对侧肩胛下角

紧急处理

◆ 停止伤处活动

◆ 用吊带固定伤处

◆ 冰敷伤处

◆ 服用消炎药和止痛药

◆ 后期热敷伤处

治疗方法

肱二头肌长头肌腱炎主要以保守治疗为主,通常不需要手术治疗,当合并盂唇损伤、肩关节不稳等病变时,可能需要手术治疗。

远期预后

非手术治疗或手术治疗后,一般预后良好。如果有足够的时间让肌腱恢复和炎症减轻,一般运动员可以完全恢复运动能力。

并发症

肱二头肌长头肌腱与肩关节前上方盂唇、冈上肌肌腱、肩胛下肌肌腱关系紧密,对维持肩关节稳定有重要作用。单纯的肱二头肌长头肌腱炎相对少见,常合并有肩袖损伤、肩关节不稳、盂唇损伤等。

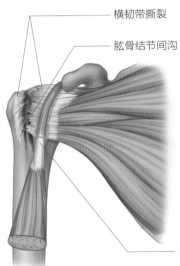

肱二头肌长头肌腱脱位

损伤描述

正常情况下,肱骨结节间沟表面的横韧带会限制肱二头肌长头肌腱的活动。但长期过度劳动或急性损伤会引发横韧带松弛或撕裂,以致长头肌腱脱离结间沟,即肱二头肌长头肌腱脱位。投掷运动中,肩部在外展外旋位时发力,肱骨再突然内旋,这种情形很容易引发肱二头肌长头肌腱脱位,尤以内侧脱位较为常见。

横韧带撕裂

肱骨结节间沟

损伤症状:肩关节各方向活动受限,尤以盂肱关节为主;肱骨结节间沟处有明显压痛;伤处局部水肿;肩关节被动外展、外旋时,肱二头肌长头肌腱在肱骨结节上滑动可听见弹响声

肱二头肌长头肌腱自肱骨结节间沟中脱出,向胸骨方向移位(内侧脱位)

治疗方法

肱二头肌长头肌腱脱位一般不需手术治疗,在肌腱复位后,充分的休息和适当的物理治疗足矣。治疗过程中,应保持肱二头肌长头肌腱充分放松,避免肱二头肌用力和肩部伸展,否则损伤会加重,不利于恢复。如果长头肌腱发生慢性脱位,则需进行磁共振成像等检查,如完全脱位或经常诱发疼痛等,可以考虑手术治疗。

远期预后

通常情况下,肱二头肌长头肌腱脱位经治疗预后较好。伤者平时应注意保暖,避免肩部着凉,促进伤处康复。

肱二头肌长头肌腱断裂

损伤描述

重复拉伸，特别是抬举动作过度，可导致肱二头肌长头肌腱撕裂或断裂。该损伤最常见于已经发生肱二头肌长头肌腱炎的人群。肌腱的退行性改变导致肌腱强度较差，在受到较大暴力后容易发生断裂。

损伤症状：上臂前部鼓出；手掌不能向上翻；肩膀有剧痛

肱二头肌长头肌腱撕裂加重，最终发生断裂

肱二头肌长头肌腱发生撕裂

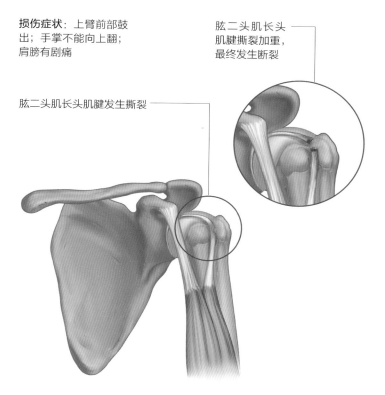

治疗方法

肱二头肌长头肌腱断裂会使肱二头肌力量下降，运动员或重体力劳动者可考虑手术修复损伤肌腱，运动要求不高的人群则可考虑保守治疗。部分保守治疗者会因为肱二头肌肌腹挛缩引起上臂前方肿块，又称"大力水手臂"，通常不会有明显疼痛。

远期预后

经过治疗，肱二头肌长头肌腱基本可以复原。在肌腱复原后，应进行柔韧性和力量训练，以促进肩部恢复活动能力。

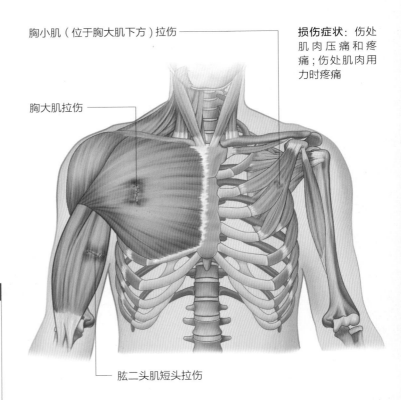

损伤高发运动

- ◆ 举重
- ◆ 标枪
- ◆ 铁饼
- ◆ 曲棍球
- ◆ 足球

肱二头肌、胸肌拉伤

损伤描述

肌肉拉伤通常由关节伸展超出正常范围引发,会对肌肉和其他软组织造成损伤。举重、投掷运动中突然并猛烈地扭转肩膀,或者曲棍球比赛中避开拦截、足球比赛中阻截,都可能引发肱二头肌、胸肌(胸大肌和胸小肌)拉伤。

胸小肌(位于胸大肌下方)拉伤

胸大肌拉伤

损伤症状:伤处肌肉压痛和疼痛;伤处肌肉用力时疼痛

肱二头肌短头拉伤

紧急处理

- ◆ 停止伤处活动
- ◆ 用吊带固定伤处
- ◆ 冰敷伤处
- ◆ 服用消炎药和止痛药
- ◆ 后期热敷伤处

并发症

发生肱二头肌、胸肌拉伤,恢复时间不足会导致肌肉进一步撕裂,增加再次发生损伤的风险。而随着时间推移,受损肌肉可能会有退行性改变。

治疗方法

肌肉拉伤通常是自限性的,保证充分的休息,受损肌肉就能自我修复。伤愈后,适当的拉伸运动可以帮助受损肌肉完全恢复活动能力,而加强运动有助于避免肌肉再次拉伤。

远期预后

肱二头肌、胸肌拉伤是常见的运动损伤,一般不会对伤者构成严重威胁,但严重或反复的肌肉拉伤会引起慢性疼痛并导致肌肉功能受损。

肩峰下撞击综合征

损伤高发运动

◆ 网球

◆ 游泳

◆ 高尔夫球

◆ 举重

◆ 棒球

损伤描述

肩峰下撞击综合征与反复的过肩和投掷运动有关。肱骨和肩峰之间空间狭窄,此处受压会导致肩关节周围肌肉局部疼痛和失去协调性。与之相关的损伤组织包括肩关节盂唇、肱二头肌长头肌腱和肩峰下滑囊。肩袖功能障碍和损伤会导致肱骨向上移位,使得肩峰下组织(如冈上肌肌腱和肩峰下滑囊)受到刺激。

损伤症状:肩部疼痛,手臂难以抬起;伤处压痛;伤处做旋转动作时疼痛

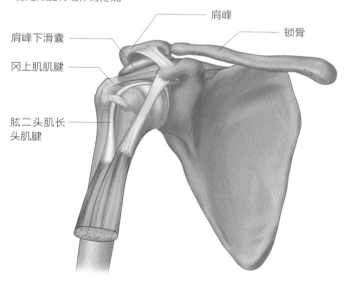

肩峰

锁骨

肩峰下滑囊

冈上肌肌腱

肱二头肌长头肌腱

治疗方法

通常情况下,经过物理治疗,肩峰下撞击综合征会在 6~12 周内有显著改善。若 6~12 个月内伤情仍未恢复,可考虑手术治疗。

远期预后

引发肩峰下撞击综合征后,经过一段时间的物理治疗,受影响的肩袖力量和活动范围会逐渐恢复。值得注意的是,体育活动应在损伤完全康复之后进行。避免或限制导致肩袖损伤的重复运动有助于预防肩峰下撞击综合征。而通过轻量训练加强肩袖肌肉也是有效的预防措施。

紧急处理

◆ 停止伤处活动

◆ 用吊带固定伤处

◆ 冰敷伤处

◆ 服用消炎药和止痛药

◆ 在肩峰下注射皮质类固醇药物

并发症

肩峰下撞击综合征可能会导致关节粘连、活动受限及肩袖撕裂,引发肌腱炎和滑囊炎的可能性也很大。

损伤高发运动

◆ 网球
◆ 排球
◆ 游泳
◆ 举重

肩袖肌腱损伤

损伤描述

　　肩袖是由冈上肌、冈下肌、小圆肌、肩胛下肌共同组成的结构,肌腱止于肱骨大小结节。肩袖肌腱损伤通常由肩峰下撞击引发,有时被称为"投手肩"。机体原先存在的缺陷(包括解剖结构异常)也会引发肩袖肌腱损伤。该损伤通常发生在需要抬手的运动中。

损伤症状:伤处做过头活动(梳头、向上伸手)时感到无力或疼痛;肩膀感觉爆裂或破裂;侧躺时肩膀有压痛

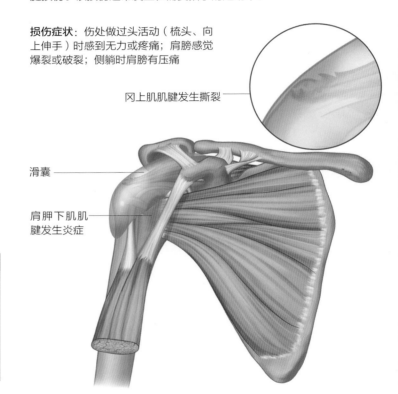

冈上肌肌腱发生撕裂

滑囊

肩胛下肌肌腱发生炎症

紧急处理

◆ 停止伤处活动
◆ 用吊带固定伤处
◆ 冰敷伤处
◆ 服用消炎药和止痛药
◆ 后期热敷伤处

并发症

　　轻视肩袖肌腱损伤,会导致肩袖肌腱和肩峰下滑囊炎症加重,肩部运动进一步受限。若肌腱发生撕裂,则疼痛会加剧(在某些情况下还会导致慢性疼痛)。而长时间的损伤刺激还可导致骨刺产生,进一步加重炎症。

治疗方法

　　经过适当的休息和物理治疗,必要时注射类固醇药物,大多数伤者可以完全康复。如果肩袖肌腱发生严重撕裂,则可能需要手术治疗。

远期预后

　　经过治疗,肩袖肌腱损伤通常不会留下后遗症,伤者的运动能力可以恢复到损伤前水平。为此,在伤愈后进行康复训练是必要的,加强肩袖肌肉力量有助于伤者恢复运动水平。

肩滑囊炎

损伤描述

肩滑囊炎通常与肩袖撕裂或肩峰下撞击有关,是由一系列因素,包括肩袖功能障碍、肩关节不稳定、骨关节炎、姿势失调、骨刺以及任何压缩肩峰下间隙的因素引起的,如投掷活动过度、摔倒时身体压在手臂上、局部感染等。

损伤症状:举起手臂时有剧痛;
侧卧时肩膀有压痛;肩部力量
下降;肩关节活动受限

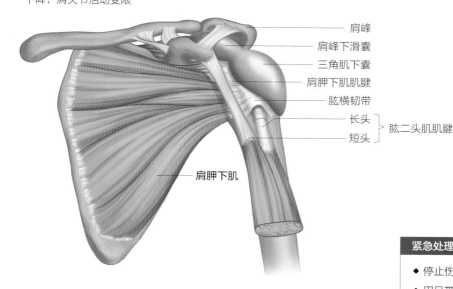

肩峰
肩峰下滑囊
三角肌下囊
肩胛下肌肌腱
肱横韧带
长头 } 肱二头肌肌腱
短头
肩胛下肌

治疗方法

通常情况下,经历充分的休息和适当的物理治疗,肩滑囊炎可自行痊愈,无须手术治疗。可以使用针吸法去除滑囊内积液以减轻炎症,并确保没有感染存在。治疗期间,伤者应避免压迫受伤的肩膀和发炎的滑囊,并在专业人员指导下锻炼肩膀,以恢复肩膀的力量和灵活性。

远期预后

如果没有发生滑囊感染,伤者在肩滑囊炎痊愈后可完全恢复运动能力。

紧急处理

◆ 停止伤处活动

◆ 用吊带固定伤处

◆ 冰敷伤处

◆ 服用消炎药和止痛药

◆ 后期热敷伤处

并发症

肩滑囊炎病情恶化会引起肌腱和滑囊进一步增厚,导致炎症和疼痛加重,会有患慢性疾病及发生囊内液体感染的危险。情况严重者需要手术治疗。

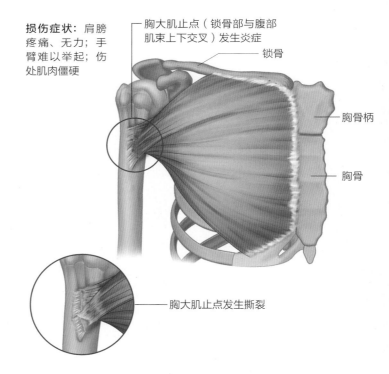

损伤高发运动

- ◆ 举重
- ◆ 体操
- ◆ 网球
- ◆ 游泳

胸大肌止点损伤

损伤描述

胸大肌起于锁骨内侧及胸壁前方,止于肱骨大结节嵴,主要控制肱骨内收及内旋。负荷过重(尤其是卧推)或接触性运动(因碰撞而摔倒,身体压在手臂上),会对胸大肌施加过度的力量,容易导致胸大肌肱骨止点附近发生牵拉损伤,引起急慢性疼痛。损伤严重的,可能会发生肌腹、肌腱撕裂或断裂。

损伤症状:肩膀疼痛、无力;手臂难以举起;伤处肌肉僵硬

胸大肌止点(锁骨部与腹部肌束上下交叉)发生炎症

锁骨

胸骨柄

胸骨

胸大肌止点发生撕裂

紧急处理

- ◆ 停止伤处活动
- ◆ 用吊带固定伤处
- ◆ 冰敷伤处
- ◆ 服用消炎药和止痛药

并发症

除了加重疼痛和加剧力量减弱,严重的胸大肌止点损伤还会给肌腹和肌腱带来退行性改变的危险。

治疗方法

通常情况下,给予适当的护理,胸大肌止点损伤可自行复原。如果止点撕裂严重,甚至发生断裂,应手术进行修复。急性期过后,可以采用局部热疗,长期疼痛者可局部注射类固醇药物。

远期预后

如果没有发生严重的肌肉撕裂,那么以胸肩部肌肉复合体的力量训练(举重和分级体操)配合治疗和护理,在胸大肌复原后,伤者一般可以完全恢复正常运动。

粘连性肩关节囊炎

损伤高发运动

暂不明确

损伤描述

粘连性肩关节囊炎即肩关节的关节囊及周围韧带、肌腱的一种弥漫性炎症。关节囊上形成的瘢痕组织会限制关节运动并在运动时带来疼痛（润滑关节间隙的滑膜液通常是缺乏的）。粘连性肩关节囊炎多见于女性和糖尿病患者。运动员发病则多继发于肩部创伤，如肩关节损伤后瘢痕组织形成、肩关节手术后形成粘连、盂肱关节周围软组织反复撕裂。

损伤症状： 肩部有隐痛，夜间会加重；肩部活动受限；受累手臂活动时疼痛

正常状态的肩关节囊

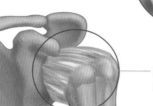

形成瘢痕组织的肩关节囊

紧急处理

◆ 停止伤处活动
◆ 湿热敷受累关节
◆ 注射肌肉松弛剂放松肩膀和手臂肌肉

治疗方法

粘连性肩关节囊炎产生的瘢痕组织最终可能需要通过手术切除。而为避免肩部僵硬，应在医生指导下进行热疗以及全方位的肩部运动。

远期预后

粘连性肩关节囊炎的治疗时间长短取决于潜在病因、年龄、健康状况和肩关节损伤史。如果病情在 4~6 个月后没有改善，就可能需要手术干预。粘连性肩关节囊炎常伴有持久的不适和运动障碍。

并发症

缺乏适当的治疗和休息，粘连性肩关节囊炎会随着时间的推移而恶化。尝试进行涉及肩关节的运动可能会导致粘连加重，使肩关节活动进一步受限。

常见上臂运动损伤

损伤高发运动

◆ 举重

◆ 铅球

◆ 足球

◆ 篮球

肱二头肌挫伤

损伤描述

外力直接作用于肱二头肌，如摔倒、与他人碰撞造成直接冲击会引发肱二头肌挫伤。投掷运动、举重训练带来的过度劳累也会导致肱二头肌挫伤。

损伤症状：肱二头肌区域有瘀斑；肱二头肌疼痛或压痛；手臂和肩膀僵硬、活动受限

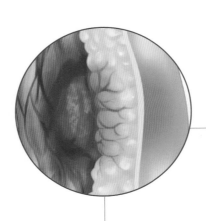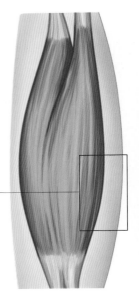

挫伤部位发生炎症，有血肿

紧急处理

◆ 停止伤处活动

◆ 用吊带固定伤处

◆ 冰敷伤处

◆ 服用消炎药和止痛药

治疗方法

通常情况下，发生肱二头肌挫伤，充分的休息和避免对肱二头肌造成压力的活动（重量训练、投掷运动和对肱二头肌有高风险的接触活动），无须手术治疗伤处就可痊愈。当然，为恢复肌肉力量和弹性，进行活动范围内允许的分级力量训练也是必要的。而在运动前进行伸展运动有助于预防肱二头肌挫伤。

并发症

肱二头肌挫伤一般不会引发相关并发症。

远期预后

肱二头肌挫伤通常是一种轻微的运动损伤，远期不会出现肌肉力量和活动能力丧失。

肱二头肌远端肌腱断裂

损伤高发运动

◆ 游泳
◆ 网球
◆ 标枪
◆ 举重

损伤描述

与肱二头肌长头肌腱断裂类似,肱二头肌远端肌腱因长期屈肘、重体力劳动等也会发生退行性改变,受到急性暴力时(屈肘 90 度时突然伸肘)就可能出现部分撕裂或完全断裂。供血不足也可能导致肱二头肌远端肌腱退行性改变以致最终断裂。

损伤症状:桡骨粗隆处疼痛和压痛,局部可见瘀斑;肱二头肌向近端移位导致上臂远端突起,形成鼓眼眼畸形;肘前窝空虚,不能发现紧张的肌腱结构;前臂旋后和屈肘肌力明显减弱(常伴有疼痛)

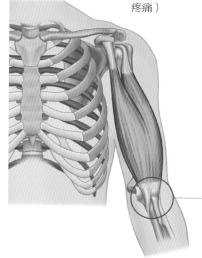

—— 肱二头肌远端肌腱发生撕裂

治疗方法

肱二头肌远端肌腱部分撕裂的伤者,可考虑屈肘位固定保守治疗,后期需仔细评估肱二头肌力量。远端肌腱完全断裂对肱二头肌力量影响较大,往往需要进行手术治疗。而对慢性肱二头肌远端肌腱断裂,由于纤维瘢痕增生、肌肉回缩等因素,往往需要考虑使用移植肌腱进行重建。

远期预后

肱二头肌远端肌腱断裂的非手术治疗可能导致屈肘肌力下降30%、旋后肌力下降 40%,以及肌肉疲劳、疼痛和旋后运动功能障碍等。损伤肌腱经修补或重建后肌力可接近正常。

紧急处理

◆ 肩关节复位
◆ 减少肩关节活动
◆ 用吊带固定肩膀
◆ 服用止痛药

并发症

肱二头肌远端肌腱断裂并不常见。绝大部分肱二头肌远端肌腱撕裂是完全断裂伤。未经治疗的撕裂伤可能发展为断裂伤。

肘部、前臂、腕部及手部的构成

　　与肘部、前臂、腕部和手部相关的肌肉有上臂肌（肱二头肌、肱三头肌、肱肌和肘肌）、前臂肌和手肌。其中，前臂肌分前后两群，每群又分深浅两层。前群浅层从桡侧向尺侧有肱桡肌、旋前圆肌、桡侧腕屈肌、掌长肌、尺侧腕屈肌和指浅屈肌，深层有拇长屈肌、指深屈肌和旋前方肌。后群浅层自桡侧向尺侧有桡侧腕长伸肌、桡侧腕短伸肌、指伸肌、小指伸肌和尺侧腕伸肌，深层有旋后肌、拇长展肌、拇短伸肌、拇长伸肌和示指伸肌。手肌短小而复杂。在手掌面，浅层有拇短展肌、拇短屈肌、小指展肌、小指短屈肌、蚓状肌，深层有拇指对掌肌、小指对掌肌、拇收肌；在手背面，有骨间背侧肌。

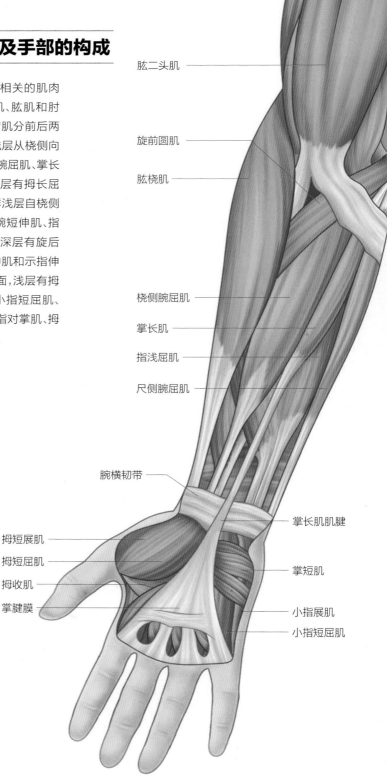

肱二头肌

旋前圆肌

肱桡肌

桡侧腕屈肌

掌长肌

指浅屈肌

尺侧腕屈肌

腕横韧带

拇短展肌

拇短屈肌

拇收肌

掌腱膜

掌长肌肌腱

掌短肌

小指展肌

小指短屈肌

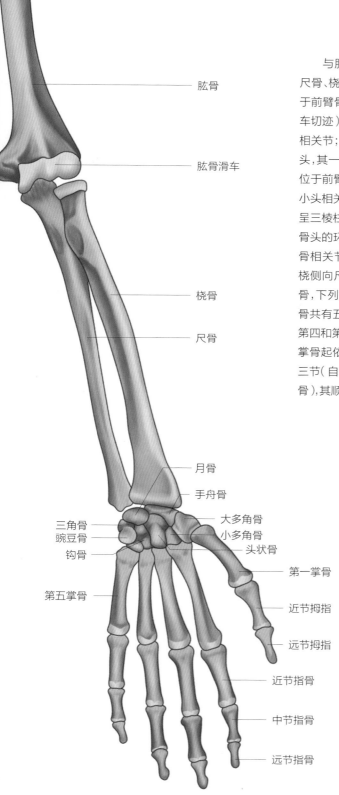

与肘部、前臂、腕部和手部相关的骨骼有肱骨、尺骨、桡骨、腕骨、掌骨和指骨。其中，尺骨和桡骨属于前臂骨。尺骨位于前臂内侧，上端半圆形深凹（滑车切迹）与肱骨滑车相关节；外侧有桡切迹与桡骨头相关节；主体呈三棱柱形，与桡骨相对；下端为尺骨头，其一侧环状关节面与桡骨尺切迹相关节。桡骨位于前臂外侧，上端为桡骨头，其顶端关节凹与肱骨小头相关节，环状关节面与尺骨桡切迹相关节；主体呈三棱柱形；下端外侧向下突起，内侧有尺切迹与尺骨头的环状关节面相关节，下面为桡腕关节面，与腕骨相关节。腕骨由八块短骨组成，分上下两列。自桡侧向尺侧数，上列为手舟骨、月骨、三角骨和豌豆骨，下列为大多角骨、小多角骨、头状骨和钩骨。掌骨共有五块，由桡侧向尺侧分别为第一、第二、第三、第四和第五掌骨。指骨有十四块。除拇指为两节（自掌骨起依次为近节拇指和远节拇指），其余四指各为三节（自掌骨起依次为近节指骨、中节指骨和远节指骨），其顺序命名与掌骨相同。

肱骨

肱骨滑车

桡骨

尺骨

月骨

手舟骨

三角骨

豌豆骨

钩骨

大多角骨

小多角骨

头状骨

第一掌骨

近节拇指

远节拇指

第五掌骨

近节指骨

中节指骨

远节指骨

常见肘部运动损伤

损伤高发运动

◆ 网球
◆ 羽毛球

肱骨外上髁炎

损伤描述

　　肱骨外上髁即肱骨小头外侧突起,是前臂浅层伸肌群(桡侧腕短伸肌、指伸肌、小指伸肌、尺侧腕伸肌)肌腱附着处。肘关节接近伸直时前臂反复的内外旋活动、腕关节处于旋前背伸位时持续工作或运动,容易诱发肱骨外上髁附近前臂伸肌肌腱细微撕裂。反复的积累性损伤会导致肌腱发生慢性炎症及退行性改变,引发疼痛。这种损伤在网球运动员中较常见,因此又称"网球肘"。

损伤症状: 肘部外侧疼痛、灼热; 握力减弱; 活动前臂时肘关节有弹响

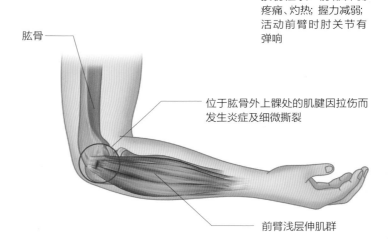

肱骨

位于肱骨外上髁处的肌腱因拉伤而发生炎症及细微撕裂

前臂浅层伸肌群

紧急处理

◆ 停止伤处活动
◆ 使用加压抗力护具
◆ 冰敷伤处
◆ 外用或口服消炎药和止痛药

并发症

肱骨外上髁炎可并发前臂浅层伸肌群肌腱下滑囊炎,肱骨外上髁骨膜炎、骨炎,桡骨环状韧带变性及肱桡关节滑膜皱襞增生。并发症将影响肘关节,使其屈伸、旋转功能受限,导致前臂肌肉萎缩、肌力下降。

治疗方法

　　在休息及避免继续损伤的基础上,可以阶梯化进行物理治疗。首先是局部热敷、红外线照射等,超声波治疗、冲击波治疗等也可尝试。如果疼痛仍不能控制,可考虑药物治疗,主要为应用局部或者全身消炎、止痛药。如果经长时间治疗疼痛仍不能控制或疼痛反复发作,可以考虑局部注射类固醇药物。

远期预后

　　绝大多数情况下,肱骨外上髁炎通过保守治疗即可得到控制。如果进行手术治疗,术后短期制动后应积极进行康复训练,包括肌肉等长训练、肘关节活动度训练等。

肱骨内上髁炎

损伤高发运动

◆ 高尔夫球
◆ 标枪
◆ 板球
◆ 棒球

损伤描述

　　肱骨内上髁即肱骨滑车内侧凸起,是前臂浅层屈肌群(桡侧腕屈肌、掌长肌、指浅屈肌、尺侧腕屈肌)与旋前圆肌肌腱附着处,长期用力屈肘、屈腕以及使肘关节承受外翻应力的运动,使肌腱反复牵拉,容易导致积累性损伤及慢性炎症,引发疼痛。在需要重复过顶的运动,如高尔夫球运动中,肱骨内上髁炎相对常见,因此其又叫"高尔夫球肘"。

损伤症状: 内上髁处疼痛和压痛;前臂外旋、腕关节背伸、肘关节伸直时疼痛加剧

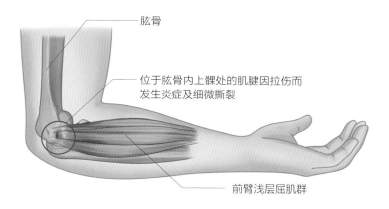

肱骨

位于肱骨内上髁处的肌腱因拉伤而发生炎症及细微撕裂

前臂浅层屈肌群

紧急处理

◆ 停止伤处活动
◆ 用支具固定伤处
◆ 冰敷伤处
◆ 外用或口服消炎药和止痛药

并发症

因为尺神经在肘部通过肱骨内上髁后方的尺神经沟后绕至肘关节前方腕屈肌群,所以导致肱骨内上髁炎的运动损伤姿势也容易引起尺神经牵拉伤。腕屈肌群长期牵拉及损伤一方面会导致肌肉紧张,卡压、摩擦尺神经;另一方面炎症蔓延也会刺激尺神经,导致尺神经炎,引起前臂尺侧放射痛或前臂尺侧、手尺侧手指麻木,严重者甚至会引起手内在肌萎缩,导致夹纸无力、"爪形手"等。

治疗方法

　　肱骨内上髁炎的治疗方法与肱骨外上髁炎类似,以保守治疗为主。如保守治疗效果欠佳,可以考虑手术治疗。如有明显的尺神经卡压表现,可进行尺神经松解、前置手术。

远期预后

　　总体来说,肱骨内上髁炎预后比外上髁炎差,病程更长。轻微的肱骨内上髁炎可以自愈。严重的肱骨内上髁炎则无法自愈,必须及时进行治疗,否则很有可能影响运动神经,导致伤者运动能力下降。

尺骨鹰嘴滑囊炎

损伤描述

尺骨鹰嘴位于肘关节后方,肱三头肌肌腱附着于此。此处有两个滑囊,一个较深,称为鹰嘴腱下滑囊,位于肱三头肌肌腱深浅两头之间;一个较浅,称为鹰嘴皮下滑囊,位于鹰嘴峭和皮肤之间。正常情况下,滑囊会分泌滑液,可以减少肌腱摩擦,缓冲局部所受机械冲击。急性损伤和慢性损伤均可导致尺骨鹰嘴滑囊炎,而急性损伤的情况较为多见。急性损伤如尺骨鹰嘴附近受到直接撞击,导致滑囊出血、水肿,局部皮肤隆起、疼痛。慢性损伤,如长期摩擦、受压等机械因素导致尺骨鹰嘴滑囊发生无菌性炎症,渗出增加,因为常见于矿工和学生,所以又被叫作"矿工肘""学生肘"。

损伤症状:滑囊肿胀,关节附近可见圆形或椭圆形肿块;局部皮肤红肿发热

肱骨

尺骨

尺骨鹰嘴皮下滑囊发生水肿

尺骨鹰嘴

紧急处理

- ◆ 停止伤处活动
- ◆ 用支具固定伤处
- ◆ 冰敷伤处
- ◆ 外用或口服消炎药和止痛药

并发症

尺骨鹰嘴滑囊炎如果没有经过系统治疗,疼痛会加重,关节活动范围也会受到限制,容易导致前臂和上臂肌肉萎缩。另外,因为长时间炎性渗出,所以免疫力低下时容易发生局部感染。若感染传至关节腔内部,则会引起关节功能障碍,留下后遗症。

治疗方法

发生尺骨鹰嘴滑囊炎后,在减少局部刺激的同时,可以涂抹扶他林软膏进行抗炎治疗。如果囊肿逐渐消退,就不需要其他治疗。如果滑囊炎一直存在,影响外观和关节使用,就需要进行手术治疗。

远期预后

如果治疗不及时,急性滑囊炎可能会转变为慢性滑囊炎,慢性滑囊炎疼痛可能并不明显。经过上述治疗,症状有所缓解后,要在医生指导下做相应功能锻炼,防止肘关节受压、受摩擦,导致滑囊炎复发。

肘关节不稳定及脱位

损伤高发运动

◆ 足球
◆ 橄榄球

损伤描述

肘关节的主要稳定装置是尺侧副韧带、桡侧副韧带、桡骨环状韧带，次要稳定装置包括关节囊、肱桡关节、肱尺关节以及肱二头肌、肱肌、肱三头肌、腕屈肌、腕伸肌等。稳定装置中的一个或几个出现功能不全或损伤，就将导致肘关节出现外翻不稳、后外侧旋转不稳、复发性脱位等一系列不稳状况。根据受伤机制及受伤时肘关节的屈伸、旋转位置不同，肘关节可发生单纯内、外翻不稳定及脱位。

损伤症状：前臂及手有刺痛感；前臂有松动、脱离感

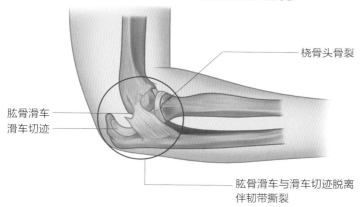

桡骨头骨裂

肱骨滑车
滑车切迹

肱骨滑车与滑车切迹脱离
伴韧带撕裂

紧急处理

◆ 停止伤处活动
◆ 用支具固定伤处
◆ 冰敷伤处
◆ 外用或口服消炎药和止痛药

治疗方法

大多数情况下，脱位的肘关节经复位后不需要手术治疗。当肘关节发生急性创伤或脱位时，需要医生仔细评估肘关节稳定性，检测肘关节稳定结构是否受损。根据肘关节稳定性及关节稳定结构受损情况，采取支具固定或手术治疗。

远期预后

经过治疗，肘关节脱位可以痊愈。但如果治疗不及时，就算痊愈也会留下严重的后遗症，如关节不稳定、创伤性关节炎、关节功能障碍、关节畸形、反复脱位等。此外，治疗过程和生活中要注意，急性期应减少患肢活动，等到病情稳定后再适当进行屈伸训练，促进关节功能恢复。

并发症

创伤性损伤最容易导致肘关节后外侧旋转不稳定及脱位。随着暴力增强，将依次出现前后关节囊撕裂、内侧副韧带损伤，严重时会发生肘关节半脱位或脱位。移位很大的肘关节脱位、软组织严重损伤合并尺骨冠状突骨折、桡骨头骨折被称为"肘关节恐怖三联征"。

损伤高发运动

◆ 足球

◆ 橄榄球

◆ 篮球

肘关节骨折

损伤描述

　　严重的直接或间接暴力,会导致肘关节骨性组成结构骨折。大部分骨折可以通过 X 射线检查进行诊断,而计算机断层扫描检查可以更好地评估骨折的严重程度及对位、对线情况。

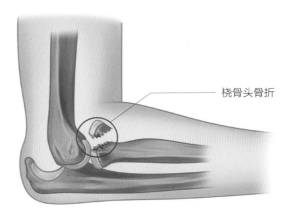

桡骨头骨折

损伤症状：肘部或沿着前臂与手出现麻木；前臂、手腕或手有刺痛感；肘部无法弯曲或伸直；伤处变形、肿胀、有瘀斑

紧急处理

◆ 停止伤处活动

◆ 用夹板固定伤处

◆ 冰敷伤处

◆ 外用或口服消炎药和止痛药

并发症

肘关节骨折常见的并发症有肱动静脉损伤,尺神经、桡神经、正中神经损伤,手关节僵硬,肘关节不稳定及脱位,骨化性肌炎,前臂缺血性肌挛缩等。

治疗方法

　　肘关节骨折情况较为复杂,如伤处存在畸形、反常活动、骨摩擦感等疑似骨折的表现,应立即采用夹板等做临时固定,并关注患侧肢体的供血和感觉情况。患者要立即送医院做进一步检查,由医生确定治疗方案(保守治疗或手术治疗)。

远期预后

　　经过保守治疗或手术治疗,3 个月至半年时间内,肘关节骨折会达到较好的骨性愈合。但是肘关节功能却不容易恢复,缺乏适当的功能训练,很容易导致关节僵硬。因此,在治疗肘关节骨折的同时要加强关节功能训练,促进肘关节恢复功能,避免关节僵硬。

常见前臂运动损伤

前臂软组织损伤

损伤描述

前臂是延伸至腕部、手部的肌肉的途经之处。前臂的两块骨头桡骨和尺骨在肌肉的帮助下使前臂做出旋前和旋后等动作。外部压力或者重复性的单侧运动,容易导致前臂伸肌、屈肌及其肌腱、腱鞘发生过度使用损伤。

损伤症状: 腕部弯曲和伸展时有痛感;受累肌肉和肌腱出现局部肿胀和压痛; 前臂受累肌腱发出"吱吱"声

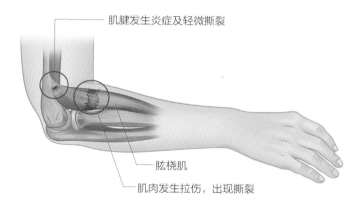

肌腱发生炎症及轻微撕裂

肱桡肌

肌肉发生拉伤,出现撕裂

治疗方法

前臂软组织出现损伤,如果程度不重,可以采取保守治疗,以休息静养为主。急性期后,可以在受伤部位外用活血化瘀的药物,促进局部出血吸收,减轻肿胀,缓解疼痛。另外,可以配合使用局部热敷等方法。如果局部肌肉组织完全断裂,发生功能障碍,则需采取手术治疗,如做肌肉组织修补手术。

远期预后

前臂软组织损伤一般预后良好,因为手臂软组织丰厚,血液运输情况较好,伤后骨骼等组织不容易暴露。损伤通常可以自愈,尽管可能需要较长时间。但过早恢复运动可能会导致疼痛复发,或使炎症转为慢性。

损伤高发运动

- ◆ 赛艇
- ◆ 皮划艇
- ◆ 网球
- ◆ 乒乓球
- ◆ 羽毛球

紧急处理

- ◆ 停止伤处活动
- ◆ 用支具或夹板固定前臂
- ◆ 冰敷伤处
- ◆ 外用或口服消炎药和止痛药

并发症

前臂软组织出现损伤后,应尽快排除发生骨筋膜隔室综合征的可能。一旦出现软组织肿胀加重,手部活动时肌肉组织出现被动牵拉痛,应严密观察末梢血液运输情况及感觉变化。

<table>
<tr><td>损伤高发运动</td></tr>
</table>

◆ 足球

◆ 橄榄球

◆ 篮球

尺骨、桡骨骨折

损伤描述

跌倒、直接打击或扭转暴力，都有可能导致尺骨、桡骨骨折。尺骨、桡骨骨干双骨折是前臂常见骨折，多发生于青少年。运动员发生尺骨、桡骨骨折则多是因为摔倒后以手臂做支撑，暴力间接传导至前臂。由于骨间膜的连接，当尺骨或桡骨骨折时，暴力可由骨间膜传导到另一骨干引起不同平面的双骨折，或发生一侧骨干的骨折，另一骨的上端或下端发生脱位。

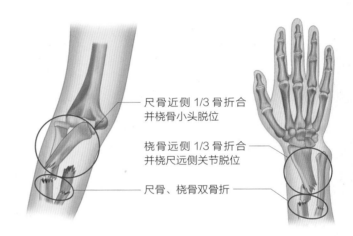

尺骨近侧 1/3 骨折合并桡骨小头脱位

桡骨远侧 1/3 骨折合并桡尺远侧关节脱位

尺骨、桡骨双骨折

损伤症状: 前臂局部肿胀、疼痛、压痛; 前臂活动有障碍; 骨折处有成角、旋转、短缩畸形

治疗方法

尺骨、桡骨骨折后，儿童多通过手法复位来恢复骨的形态，加以合适的外固定可以达到较好的愈合效果。而成人则多需要手术治疗。非手术治疗，在外固定足够稳定的情况下，可以进行手指屈伸以及肩部前后伸展、外展活动; 外固定拆除后，可进行腕部及肘部屈伸活动，如果复查提示骨折端有良好骨痂生长，则可以进行前臂旋转功能训练。内固定手术治疗，术后早期可进行手指、腕关节、肘关节屈伸活动，但禁止前臂旋转活动，待骨折临床愈合后可开始充分的关节功能训练。

远期预后

前臂旋转功能受限是常见的尺骨、桡骨骨折后遗症，合适的治疗方案以及早期功能训练可以降低后遗症的发生概率。

<table>
<tr><td>紧急处理</td></tr>
</table>

◆ 停止伤处活动

◆ 用吊带固定前臂

◆ 冰敷伤处

◆ 外用或口服消炎药和止痛药

<table>
<tr><td>并发症</td></tr>
</table>

在骨折有移位的情况下，伤后需警惕骨筋膜隔室综合征的发生。

常见腕部运动损伤

腕部骨折

损伤描述

运动员摔倒时,如果手腕处于伸展状态,就有可能导致腕骨或前臂骨骨折。两种常见的腕部骨折是科利斯骨折(Colles fracture, 桡骨远端骨折向背侧移位)和舟骨骨折。其他腕部骨折有史密斯骨折(Smith fracture, 桡骨远端骨折向掌侧移位)、巴顿骨折(Barten fracture, 桡骨远端骨折累及关节面)和月骨骨折等。

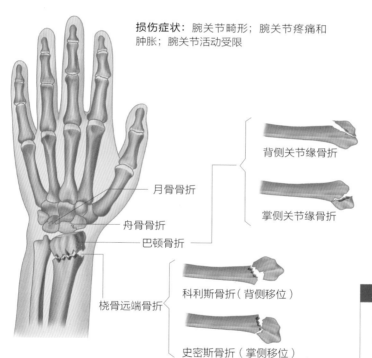

损伤症状: 腕关节畸形;腕关节疼痛和肿胀;腕关节活动受限

背侧关节缘骨折

掌侧关节缘骨折

月骨骨折

舟骨骨折

巴顿骨折

桡骨远端骨折

科利斯骨折(背侧移位)

史密斯骨折 (掌侧移位)

治疗方法

保守治疗,伤处外部使用石膏固定,根据 X 射线检查情况分析骨骼愈合情况。手术治疗,伤处使用钢板或钢钉进行固定。

远期预后

桡骨或尺骨骨折预后情况各不相同。开放性骨折预后较差。大多数情况下,伤处进行固定后,8~12 周内舟骨骨折可以完全愈合。

腕关节脱位

损伤描述

　　大多数情况下,腕关节脱位会累及月骨,但也可能累及其他骨骼。脱位区域周围软组织,包括肌肉、神经、韧带和血管也会受影响。腕关节背侧韧带较弱,更容易发生脱位。常见的腕关节脱位有月骨脱位和月骨周围脱位等。

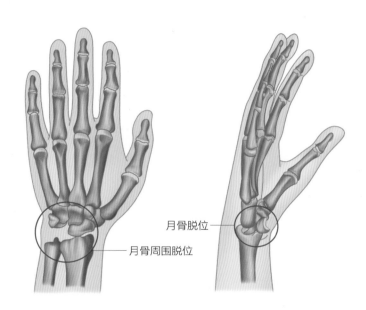

月骨脱位

月骨周围脱位

损伤症状: 患侧桡骨远端隆起并有明显压痛,手部和腕部活动受限;腕关节剧烈疼痛;脱位以下部位麻木或失去活动能力;手指被动伸直会诱发剧烈疼痛

治疗方法

　　腕关节脱位通常无须手术治疗。如伴有骨折,则可能需要手术治疗。

远期预后

　　腕关节脱位预后取决于脱位的严重程度和并发症(包括骨折)。大多数情况下,通过适当的早期治疗和康复训练,腕关节脱位可以完全康复。加强腕关节肌肉、韧带的训练,运动中使用手套和护腕,有助于预防腕关节再次受伤。

腕部扭伤

损伤描述

摔倒时伸开手臂做支撑,容易引发腕部扭伤。腕部扭伤涉及腕部韧带损伤。腕部的八块腕骨通过复杂的韧带连接,这些韧带还连接着桡骨、尺骨和掌骨。当一个或多个韧带受伤时,手部精细运动就会受到影响。手腕扭伤的程度从轻度、中度到重度不等,重度包括韧带断裂和相关关节不稳定。

损伤高发运动

- ◆ 滑冰
- ◆ 滑雪
- ◆ 轮滑
- ◆ 足球
- ◆ 篮球
- ◆ 排球

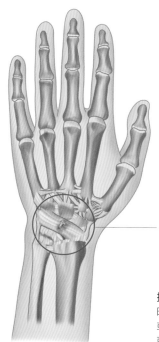

腕部韧带因扭伤而撕裂

损伤症状:手腕运动时疼痛;手腕有灼热或刺痛感;皮肤擦伤或变色

紧急处理

- ◆ 停止腕部活动
- ◆ 用绷带固定腕部
- ◆ 冰敷腕部
- ◆ 外用或口服消炎药和止痛药

治疗方法

轻度腕部扭伤可以自愈,在韧带初步恢复后,可以进行腕部柔韧性和运动范围练习。如果韧带断裂,或者扭伤伴有骨折,则需要手术治疗。

远期预后

大多数腕部扭伤如果早期处理适当,休养时间充足,可以完全恢复。在运动过程中使用护腕和集中注意力于平衡,有助于避免腕部扭伤。

并发症

未经治疗的中度至重度腕部扭伤可导致腕部无法运动和力量不足,并可能在受伤部位发展为关节炎。

尺管综合征

损伤描述

尺管位于腕前区尺侧,是由腕横韧带尺侧部和腕掌侧韧带远侧部组成的间隙。尺神经是手部负责运动功能和感觉的三条主要神经之一,沿着前臂内侧一直延伸,经过尺管到达手指,在管内分为深支和浅支,即运动支和感觉支。在手部,尺神经辐射穿过手掌,到达小指和无名指。手部慢性炎症、直接外伤、肌肉损伤等均有可能引发尺管综合征。

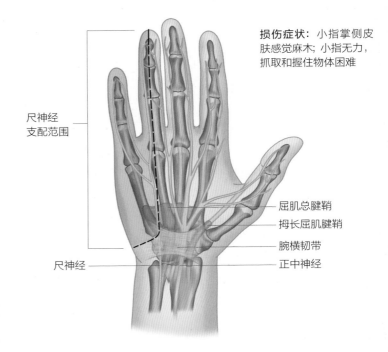

损伤症状:小指掌侧皮肤感觉麻木;小指无力,抓取和握住物体困难

尺神经支配范围

屈肌总腱鞘

拇长屈肌腱鞘

腕横韧带

尺神经

正中神经

紧急处理

◆ 停止对尺神经造成压力的活动

◆ 避免腕部弯曲的姿势

◆ 利用夹板或垫子保持手臂伸直

◆ 冰敷伤处

◆ 外用或口服消炎药和止痛药

治疗方法

腕部异常生长(如囊肿)导致尺管综合征,可能需要手术治疗。由重复压力或运动导致尺神经炎症,通过强化训练在内的非手术治疗通常可在 4~6 周内改善症状。

远期预后

在得到及时和适当治疗的情况下,尺管综合征通常可以完全康复。

腕管综合征

损伤描述

腕管是由腕横韧带和腕骨沟共同围成的管状结构。管内有指浅、深屈肌肌腱和拇长屈肌肌腱、正中神经通过。肌腱受到刺激或发炎，腕管内压力升高，会导致正中神经受压，引发手部疼痛、无力或麻木（可能向手臂辐射）。腕管综合征通常由直接创伤或反复过度使用手腕引起，女性发病率高于男性，主要受键盘操作等职业因素影响。

损伤高发运动

- ◆ 自行车
- ◆ 铅球
- ◆ 乒乓球
- ◆ 体操

损伤症状： 手指间歇性刺痛和麻木；腕关节过度屈曲或过度伸展时，刺痛更加突出

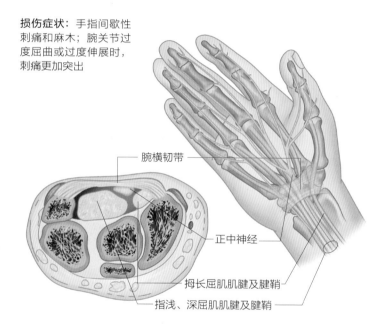

腕横韧带

正中神经

拇长屈肌肌腱及腱鞘

指浅、深屈肌肌腱及腱鞘

治疗方法

腕管综合征确诊后，停止腕部重复性运动，留出充足的休息和康复时间至关重要。如果症状持续较长时间，则可能需要注射皮质类固醇和手术治疗。经妥善处理，大多数情况下，腕管综合征可以完全康复。

远期预后

经治疗后，腕管综合征很少复发，除非有糖尿病等潜在疾病。在运动时释放腕部和手部的张力，保持腕部和手部灵活性，避免两者僵硬，有助于预防腕管综合征。

紧急处理

- ◆ 停止腕部重复性活动
- ◆ 用绷带或夹板固定腕部
- ◆ 冰敷腕部
- ◆ 外用或口服消炎药和止痛药

并发症

腕管综合征会导致手指失去感觉，拇指肌肉萎缩、永久性无力。而腕管综合征未经治疗，手部热感觉和冷感觉也可能受到影响。

损伤高发运动
◆ 网球
◆ 乒乓球
◆ 划船
◆ 举重
◆ 体操

腕部腱鞘炎

损伤描述

　　肌腱包裹在腱鞘中,腱鞘为肌腱的正常滑动提供支持。肿胀和炎症会导致腱鞘增厚,限制肌腱正常运动,引发疼痛。腕部腱鞘炎由腕关节周围一个或多个肌腱的炎症引起,往往发生在肌腱相互交叉或穿过底层骨结构的区域。较常见的腕部腱鞘炎有桡骨茎突狭窄性腱鞘炎和尺骨茎突狭窄性腱鞘炎。

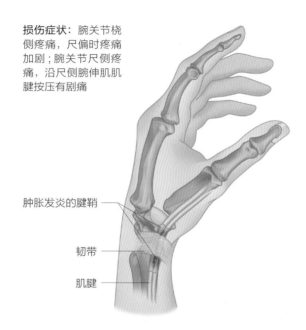

损伤症状:腕关节桡侧疼痛,尺偏时疼痛加剧;腕关节尺侧疼痛,沿尺侧腕伸肌肌腱按压有剧痛

肿胀发炎的腱鞘

韧带

肌腱

紧急处理
◆ 停止腕部活动
◆ 用绷带或夹板固定腕部
◆ 冰敷腕部
◆ 外用或口服消炎药和止痛药

并发症
发生腕部腱鞘炎,如果不停止腕部运动且不进行治疗,炎症和相关疼痛可能会恶化,导致肌腱永久性受损。

治疗方法

　　对运动员来说,腕部腱鞘炎有时是由技术不当引起的。良好的治疗方法是限制或暂时停止导致腱鞘炎症的活动。

远期预后

　　在炎症得到控制的情况下,腕部腱鞘炎通常可以完全康复。

腕部腱鞘囊肿

损伤高发运动

- ◆ 自行车
- ◆ 铅球
- ◆ 乒乓球
- ◆ 体操

损伤描述

腱鞘囊肿是一种含有透明黏液的薄纤维囊,位于关节结缔组织中,气球状,质地柔软,可以活动。它通过一个细柄与下面的关节囊或韧带相连。囊肿可以累及手部或腕部的任何关节,但主要发生在肌腱附着处。关节周围组织发炎并因积液肿胀时,就会形成腱鞘囊肿。腕部腱鞘囊肿通常发生在腕部背侧和腕部掌面桡侧。

损伤症状:腕部肿胀囊样区域大小不一;腕部无力;腕部可能有疼痛

腱鞘囊肿

紧急处理

- ◆减少腕部剧烈运动
- ◆ 外用或口服消炎药和止痛药

治疗方法

大多数情况下,腕部腱鞘囊肿不经治疗就会消失,无须引流或手术治疗。囊肿可由医生针刺排出液体,伤者不可自行操作。

远期预后

腕部腱鞘囊肿可能是无症状和自限性的。给予适当的医疗护理,可以完全康复。

并发症

即使不治疗,腕部腱鞘囊肿通常也不会对健康造成严重威胁。但如果没有适当的护理,腕关节疼痛和无力可能会持续存在。

常见手部运动损伤

损伤高发运动

- ◆ 拳击
- ◆ 排球
- ◆ 篮球

掌骨骨折

损伤描述

紧握的拳头击中他人或硬物时,掌骨就有可能骨折。因此掌骨骨折被称为"拳击手骨折"。骨折可以发生在掌骨底部、轴部或颈部。常见的掌骨骨折是第五掌骨颈部骨折。

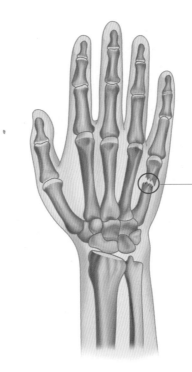

第五掌骨颈部骨折

损伤症状: 骨折或关节处有瘀斑和畸形;手部运动功能丧失;手掌局部疼痛和肿胀

紧急处理

- ◆ 停止手部活动
- ◆ 清理伤口(如果有开放性伤口)
- ◆ 用绷带固定手部
- ◆ 冰敷手部
- ◆ 外用或口服消炎药和止痛药

并发症

掌骨骨折后,伤处固定不正确可能会导致手部永久性畸形和手部运动功能降低,并可能损坏手部神经、肌肉、韧带和血管。

治疗方法

掌骨骨折通常可采用保守治疗,治疗方法包括骨折块复位和手部固定(使用手指夹板或短石膏)。若骨折发生移位,则需要手术治疗,将受影响的掌骨重新排列,并通过可拆除的钢钉加以固定。

远期预后

大多数情况下,掌骨骨折经由正确的治疗可以完全康复。逐渐增强手腕或手指运动、弯曲和伸展的练习有助于恢复手部全部功能。

拇指扭伤

损伤描述

许多运动过程中,拇指会突然被拉扯,如拇指卡在另一名运动员身上、设备里或地面上,这会对拇指关节两旁的副韧带造成损伤(如撕裂伤)。反复运动的磨损和刺激也会对拇指关节两侧的副韧带造成慢性损伤。

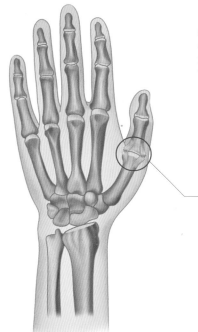

损伤症状: 拇指关节疼痛和肿胀; 手难以抓住物体或紧紧抓住它们; 拇指关节不稳定

拇指掌指关节两侧副韧带发生撕裂

治疗方法

拇指扭伤通常无须手术,通过夹板固定等方法,扭伤可以自愈。在副韧带修复过程中,应通过手部运动训练逐步恢复拇指的运动功能。

远期预后

拇指扭伤通常预后良好,受伤 6 周后可进行非接触性运动,3 个月后可以恢复接触性运动,具体安排取决于扭伤的严重程度。将拇指贴靠在邻近的手指上加以固定(特别是在接触性运动中),有助于防止拇指再次受伤。

损伤高发运动

◆ 滑雪

紧急处理

◆ 停止患指活动

◆ 用夹板固定患指

◆ 冰敷患指

◆ 外用或口服消炎药和止痛药

并发症

拇指扭伤后,如果不加处理,可能会导致拇指关节疼痛加剧,失去活动能力。即使伤愈,拇指再次受伤的概率也会提高。

损伤高发运动
◆ 棒球
◆ 篮球
◆ 排球
◆ 足球

指伸肌腱撕裂

损伤描述

指伸肌腱位于手指背部皮肤正下方的指骨上,很容易受伤。当指伸肌腱收缩试图伸展手指时,球或其他物体击中手指末端使手指屈曲,就可能导致指伸肌腱在止点处(末节指骨处)发生撕裂甚至断裂,使受伤手指成锤形。因此,这种损伤又叫"锤状指"。

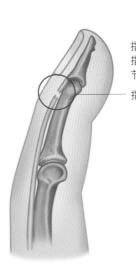

指伸肌腱自末节指骨处撕脱伴末节指骨骨折

指伸肌腱断裂

损伤症状:受伤手指无法伸直;受伤手指有瘀斑、疼痛和肿胀;受伤手指指尖下垂

紧急处理
◆ 停止患指活动
◆ 用夹板固定患指
◆ 冰敷患指
◆ 外用或口服消炎药和止痛药

并发症
如果不加治疗,指伸肌腱撕裂有可能导致手指永久性畸形。治疗过程中如不使用夹板,可能会导致手指僵硬,伸展功能受损。

治疗方法

一般情况下,指伸肌腱撕裂无须手术治疗,因为手术可能会带来手指僵硬、甲床损伤和慢性压痛等并发症。保守治疗则必须连续佩戴手指夹板,直到指伸肌腱完全愈合。局部肿胀通常需要几个月的时间才能完全消退。在涉及快速移动球的运动中,以及在处理切割工具时,应始终注意指尖安全。

远期预后

受伤后采取及时、正确的护理,包括固定受伤手指,指伸肌腱撕裂可以完全康复,运动功能不受影响。

手指扭伤

损伤描述

指关节向后猛然弯曲（过度伸展），就可能导致手指扭伤，造成指关节掌侧韧带撕裂或断裂。而掌侧韧带是连接掌指关节、近侧指间关节和远侧指间关节两侧副韧带的韧带。手指扭伤尤以近侧指间关节扭伤最为常见。手指扭伤往往不可预见，尽管适当的运动技术和设备可能会减少扭伤的可能。

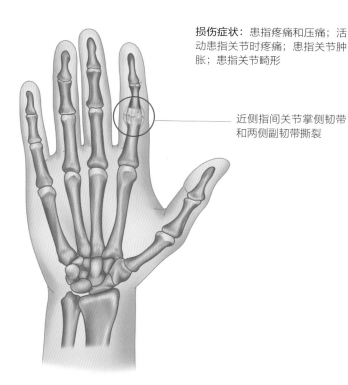

损伤症状：患指疼痛和压痛；活动患指关节时疼痛；患指关节肿胀；患指关节畸形

近侧指间关节掌侧韧带和两侧副韧带撕裂

治疗方法

手指扭伤后，可以用夹板或绷带将患指固定在邻近手指上。手指功能训练可在扭伤处初步愈合后进行。

远期预后

大多数情况下，发生扭伤的手指经治疗后，功能可以完全恢复。

損伤高发运动

◆ 足球
◆ 摔跤
◆ 排球
◆ 棒球
◆ 篮球
◆ 体操
◆ 空手道

手指脱位

损伤描述

手指脱位比手指扭伤严重,它会导致关节移位,改变手指的对齐方式。手指脱位带来的损伤有韧带撕裂和关节囊撕裂。手指的任何关节都可能发生脱位。摔倒时手处于伸出状态,掌指关节和掌腕关节也可能发生脱位。

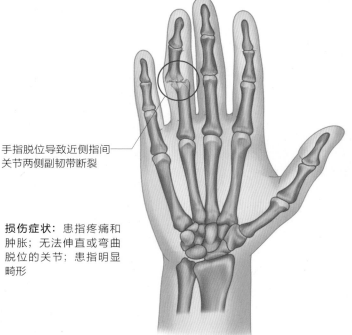

手指脱位导致近侧指间关节两侧副韧带断裂

损伤症状:患指疼痛和肿胀;无法伸直或弯曲脱位的关节;患指明显畸形

紧急处理

◆ 停止患指活动
◆ 用夹板固定患指
◆ 冰敷患指
◆ 外用或口服消炎药和止痛药

并发症

未经治疗的手指脱位可伴有关节畸形、功能丧失和早发性关节炎。

治疗方法

某些情况下,手指脱位不经治疗就可自行修复。但通常移位的关节必须由医生复位,然后在损伤愈合过程中用夹板加以固定,直到受损韧带和关节囊完全愈合。手指脱位后,为保证受损韧带充分愈合,可能需要手术修复受损结构。

远期预后

如果给予积极治疗,手指脱位通常不会导致手指畸形或功能丧失,可完全康复。而在受损韧带和关节囊完全愈合后进行手指伸展等练习,可避免指关节僵硬,活动能力下降。

手指肌腱炎

损伤描述

肌腱是连接肌肉和骨骼的弹性组织，其作用是在肌肉和骨骼之间传递力，需要承受相当大的机械负荷。过度劳累会导致肌腱及腱鞘发炎。肌腱剧烈或持续运动、手部温度低或持续振动有可能引发手指肌腱炎。

损伤高发运动

- ◆ 足球
- ◆ 摔跤
- ◆ 排球
- ◆ 棒球

食指肌腱发生炎症

拇指肌腱发生炎症

损伤症状： 患指屈伸时疼痛加重；患指屈伸受限；屈伸患指时发出弹响；患指局部肿胀

治疗方法

通常情况下，手指肌腱炎无须手术治疗。在休息并采取控制炎症的措施之后，只要疼痛减轻，就可以针对受影响的肌腱进行伸展和强化运动。

远期预后

经适当治疗，手指肌腱炎和其带来的疼痛会逐步减轻，直至手指完全恢复运动功能。但那些手指肌腱需反复屈伸、受力的运动员难以避免手指肌腱炎复发。

紧急处理

- ◆ 停止患指活动
- ◆ 用夹板固定患指
- ◆ 冰敷患指
- ◆ 外用或口服消炎药和止痛药

并发症

手指肌腱炎发生后，如果继续进行运动，则会导致肌腱慢性或永久性损伤。

第三节 背部及脊柱损伤的治疗

背部及脊柱的构成

　　与背部及脊柱相关的肌肉主要有背肌,它负责稳定脊柱(上半身做屈伸、侧弯和旋转等运动时)和保持背部直立。背肌分浅、中、深三层。浅层肌包括斜方肌、背阔肌、肩胛提肌和菱形肌。其中,背阔肌是背部最宽的肌肉,主要负责上臂在肩关节处伸展、内收和旋内,并于上肢上举后固定时,拉引躯干向上臂靠拢,提肋助吸气。背中层肌包括上后锯肌和下后锯肌。背深层肌位于脊柱两侧,包括背长肌和背短肌。其中,背长肌包括夹肌(包括头夹肌和颈夹肌)、竖脊肌(自外向内包括髂肋肌、最长肌、棘肌)和横突棘肌(由浅而深包括半棘肌、多裂肌和回旋肌),背短肌主要有棘间肌、横突间肌和肋提肌等。

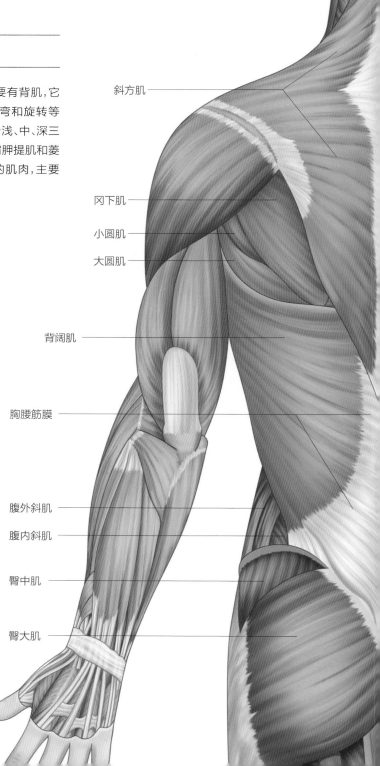

斜方肌

冈下肌

小圆肌

大圆肌

背阔肌

胸腰筋膜

腹外斜肌

腹内斜肌

臀中肌

臀大肌

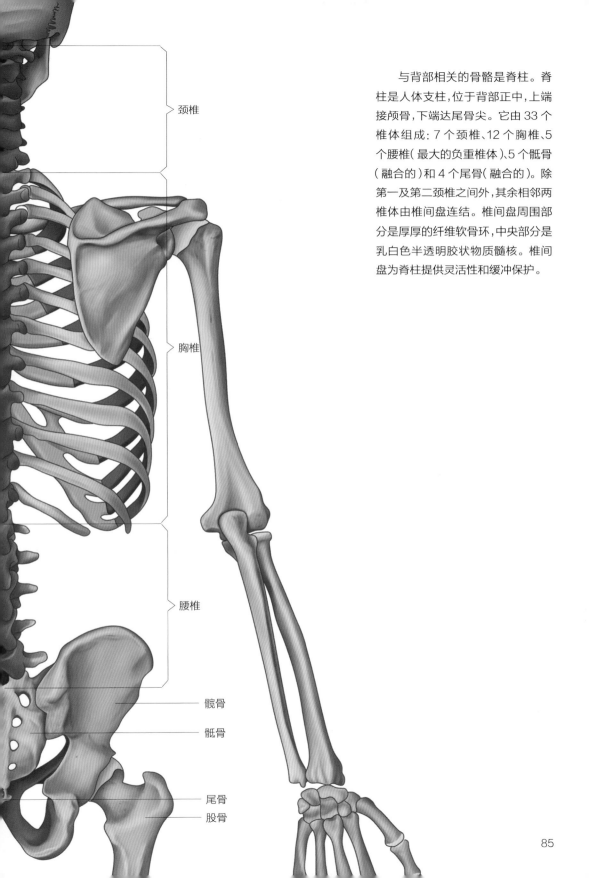

颈椎

胸椎

腰椎

髋骨

骶骨

尾骨

股骨

与背部相关的骨骼是脊柱。脊柱是人体支柱,位于背部正中,上端接颅骨,下端达尾骨尖。它由 33 个椎体组成:7 个颈椎、12 个胸椎、5 个腰椎(最大的负重椎体)、5 个骶骨(融合的)和 4 个尾骨(融合的)。除第一及第二颈椎之间外,其余相邻两椎体由椎间盘连结。椎间盘周围部分是厚厚的纤维软骨环,中央部分是乳白色半透明胶状物质髓核。椎间盘为脊柱提供灵活性和缓冲保护。

常见背部及脊柱运动损伤

损伤高发运动

◆ 篮球
◆ 举重

背部肌肉拉伤

损伤描述

背部肌肉拉伤是一种常见的运动损伤,经常累及下背部或腰椎区域的肌肉和肌腱,可以由突然运动(摔倒)、与其他运动员发生碰撞以及背部肌肉参与的任何活动引起。

损伤症状:背部肌肉疼痛;躯干僵硬;背部丧失运动能力

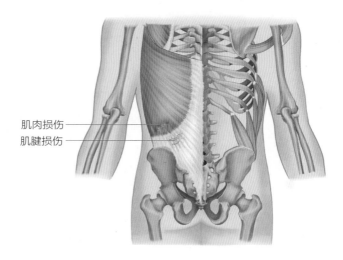

肌肉损伤
肌腱损伤

紧急处理

◆ 停止背部活动,放松肌肉
◆ 俯卧
◆ 说话声音降低
◆ 冰敷背部
◆ 外用或口服消炎药和止痛药

并发症

背部肌肉拉伤会导致背部慢性疼痛、僵硬和不适,肌肉和肌腱变性。伴随炎症而来的肌肉痉挛还会引起进一步疼痛,在某些情况下会很严重。

治疗方法

如果没有发生严重的肌肉或肌腱撕裂,背部肌肉拉伤通常不需要手术治疗。但拉伤的恢复时间因拉伤的严重程度、位置和伤者的整体健康状况而差异很大。当肌肉开始修复时,需要适度使用肌肉,以避免肌肉发生失用性萎缩。

远期预后

背部肌肉拉伤虽然有时很疼,但通常康复后不会留下后遗症。加强背部活动能力的运动有助于避免背部肌肉拉伤复发。

背部韧带扭伤

损伤高发运动

◆ 滑雪

损伤描述

突然的不规则运动、重复应力或与脊柱相关的韧带过度负荷会导致背部韧带扭伤、撕裂（断裂），如上举超出正常负荷、脊柱突然扭转等。

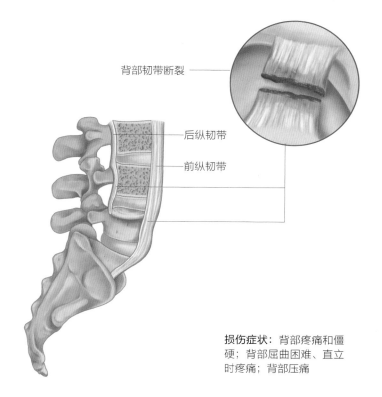

背部韧带断裂

后纵韧带

前纵韧带

损伤症状：背部疼痛和僵硬；背部屈曲困难、直立时疼痛；背部压痛

治疗方法

背部韧带扭伤通常不需要手术治疗，但因为疼痛和僵硬导致背部无法正常活动，所以需要留出充足的休养时间，通常为 6~8 周，如果扭伤严重，则时间更长。轻度、中度的背部韧带扭伤，休息几天后可恢复大多数非运动性的日常活动，以免脊柱失去灵活性。在完全康复之前，不可进行针对背部的训练。

远期预后

背部韧带扭伤通常情况下预后良好，除非过早恢复背部运动性活动，提高再次扭伤的风险。运动前的热身、正确的姿势和规范的技术动作有助于避免背部韧带扭伤。

紧急处理

◆ 停止背部活动，放松肌肉
◆ 俯卧
◆ 冰敷背部
◆ 外用或口服消炎药和止痛药

并发症

在扭伤韧带充分愈合之前开始运动，可能会导致韧带进一步撕裂并发展为慢性损伤。

<table>
<tr><td>**损伤高发运动**</td></tr>
</table>

◆ 足球

◆ 曲棍球

◆ 冰球

背部挫伤

损伤描述

　　挫伤是钝力直接作用于身体某部位引起的闭合性损伤。各种接触性运动中,对背部施加暴力或摔倒时伤及背部,就有可能造成背部挫伤,损伤肌肉、肌腱、韧带等。

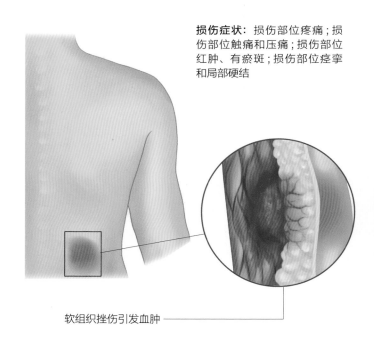

损伤症状: 损伤部位疼痛;损伤部位触痛和压痛;损伤部位红肿、有瘀斑;损伤部位痉挛和局部硬结

软组织挫伤引发血肿

紧急处理

◆ 停止背部活动,放松肌肉

◆ 俯卧

◆ 冰敷背部

◆ 外用或口服消炎药和止痛药

并发症

背部挫伤有可能带来严重的潜在损伤,如骨折、局部血肿或其他内出血,必须及时得到治疗。

治疗方法

　　如果不存在严重的潜在损伤,背部挫伤通常不需要手术治疗。轻微的挫伤几天内就可康复,严重的则可能需要 3~4 周。治疗方法通常有超声波治疗、按摩等。康复后可开展适当的背部伸展和阻力运动。

远期预后

　　虽然背部挫伤会产生严重的急性疼痛,但其自愈速度比肌肉拉伤、韧带扭伤快,疼痛通常会在数小时或几天内消退,瘀斑也会减轻。通常情况下预后良好,不会带来后遗症。

椎间盘膨出

损伤描述

椎间盘是连接椎骨的结缔组织,提供减震功能,允许颈部和背部平滑弯曲,而不会使椎骨相互摩擦。椎间盘一旦破裂,椎间盘中央部分柔软而富有弹性的胶状物质髓核(起支撑与缓冲重力的作用)就会膨出。髓核渗入周围组织,会导致局部炎症和脊神经受压。椎间盘膨出最常发生在下腰椎。

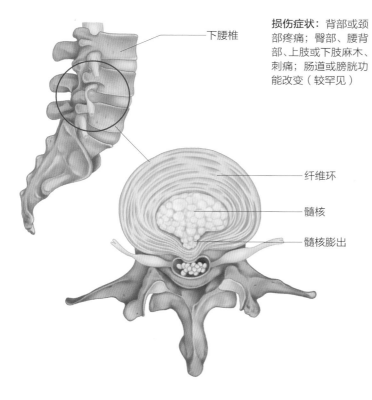

损伤症状: 背部或颈部疼痛; 臀部、腰背部、上肢或下肢麻木、刺痛; 肠道或膀胱功能改变(较罕见)

下腰椎

纤维环

髓核

髓核膨出

治疗方法

只要有适当的休息时间,椎间盘膨出无须手术即可康复。但康复后应尽快恢复正常、非运动性的日常活动,以防止脊柱肌肉萎缩。疼痛减轻后可逐渐加强背部力量、柔韧性训练。

远期预后

椎间盘膨出很容易复发,特别是举重运动员和从事对背部肌肉、肌腱、韧带以及脊柱本身要求很高运动的运动员。

紧急处理

◆ 停止活动
◆ 卧床休息
◆ 交替冰敷和热敷腰部
◆ 外用或口服消炎药和止痛药

并发症

椎间盘膨出有可能带来其他潜在疾病,如骨折、肿瘤、感染或神经损伤,在某些情况下甚至会危及生命。

椎间盘突出

损伤描述

　　椎间盘突出是指椎间盘因为各种形式的退行性改变而向外延伸超出正常边界。如果椎间盘撞击连接椎体的韧带或脊神经,就会导致疼痛。髓核外推也可能导致椎间盘突出。

损伤症状:背部疼痛放射到腿部(腰椎间盘);背部疼痛放射到肩膀(颈椎间盘);臀部、背部、上肢或下肢麻木、刺痛

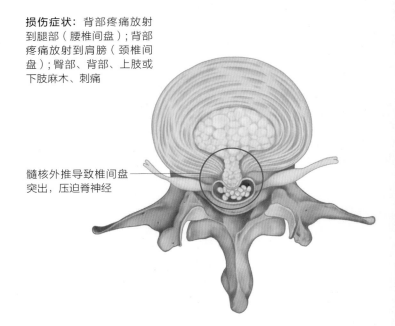

髓核外推导致椎间盘突出,压迫脊神经

治疗方法

　　椎间盘突出可以经非手术治疗缓解或治愈,如腰椎牵引、推拿、药物注射。在病情较轻的情况下,休息和冰敷通常足以恢复伤者的无痛活动能力。病情严重的可采取手术治疗,如显微椎间盘镜髓核摘除。

远期预后

　　椎间盘突出通常预后良好。椎间盘突出是退行性改变基础上的积累伤所致,而积累伤又会加重椎间盘的退行性改变,因此预防椎间盘突出的重点在于减少积累伤。应尽量避免对椎间盘施加过度压力。

椎体应力性骨折

损伤高发运动

◆ 足球
◆ 体操
◆ 举重

损伤描述

椎体之间由上、下关节突及椎间盘连接。脊柱过度运动可导致椎体骨裂或骨折,严重的可导致椎体移位,即脊椎滑脱。第五腰椎与骶骨相连,是椎体应力性骨折最常见的部位。

损伤症状:疼痛蔓延到下背部;痉挛导致背部僵硬;腿部肌肉紧张,姿势改变

第五腰椎椎弓峡部应力性骨折

紧急处理

◆ 停止活动
◆ 卧床休息
◆ 交替冰敷和热敷腰部
◆ 外用或口服消炎药和止痛药

治疗方法

与大多数应力性骨折不同,脊椎滑脱通常不会随着时间的推移而愈合,即使给予足够的愈合时间。发生椎体应力性骨折,如果休息和采取非手术治疗后椎体仍不能恢复活动能力,骨折进一步发展并变得严重,且疼痛持续,就有必要进行脊柱手术。

远期预后

根据受伤的严重程度,椎体应力性骨折的愈合期可能持续 6 周或更长时间。骨折处完成重塑后,应进行脊柱灵活性和力量训练,但要避免在坚硬的路面上训练,以免伤害脊椎。

并发症

如果忽略椎体骨折引起的滑移,它会逐步恶化并导致椎体功能丧失。

第四节 下肢损伤的治疗

骨盆、髋部及大腿的构成

　　与骨盆、髋部及大腿相关的肌肉有盆带肌和大腿肌。其中，盆带肌分成起自骨盆内面的前群肌和骨盆外面的后群肌。前群肌（内侧群肌）有髂腰肌和梨状肌。后群肌（外侧群肌）有臀大肌、臀中肌、臀小肌、闭孔内肌、股方肌和闭孔外肌。大腿肌位于股骨前面、后面和内侧，分为前外侧群肌、后群肌和内侧群肌。前外侧群肌有股四头肌（股直肌、股中肌、股内侧肌和股外侧肌）、缝匠肌和阔筋膜张肌。后群肌有股二头肌、半腱肌和半膜肌。内侧群浅层肌有耻骨肌、长收肌和股薄肌；内侧群深层肌有短收肌和大收肌。

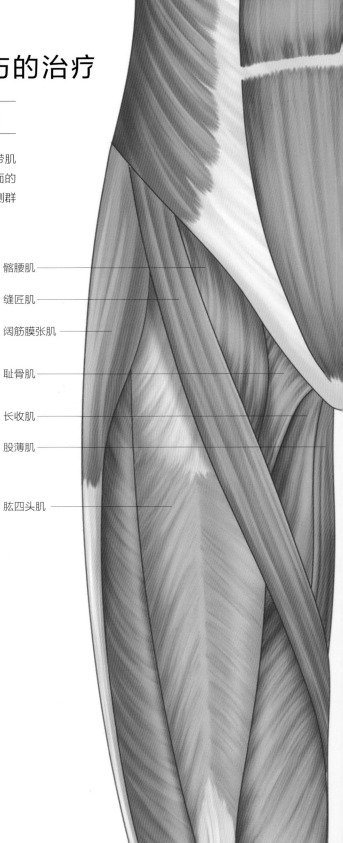

髂腰肌

缝匠肌

阔筋膜张肌

耻骨肌

长收肌

股薄肌

肱四头肌

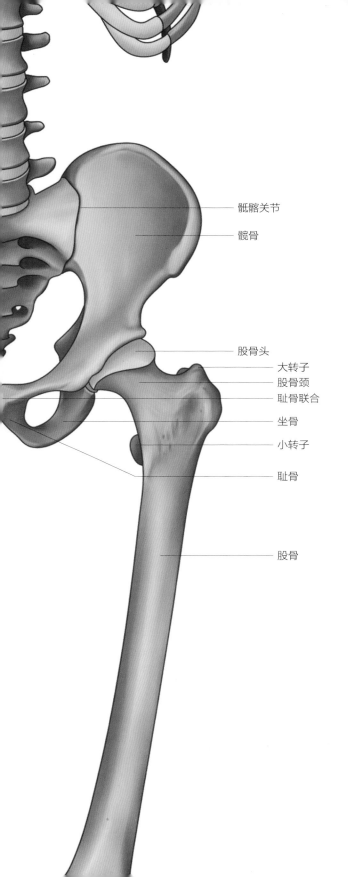

骶髂关节

髋骨

股骨头

大转子

股骨颈

耻骨联合

坐骨

小转子

耻骨

股骨

与骨盆、髋部及大腿相关的骨骼是髋骨和股骨。其中，髋骨属于不规则骨，在人幼年时由髂骨、耻骨和坐骨借助软骨结合而成。至16岁前后，软骨逐渐骨化，髂骨、耻骨和坐骨遂融合为髋骨。在三骨融合部的外侧有一深窝，叫作"髋臼"，与股骨头相关节。骨盆是由骶骨、尾骨、髋骨以及连接它们的关节和韧带共同构成的环形结构，它为脊柱和盆腔脏器提供了强有力的支撑和稳定作用，是连接脊柱和下肢的关键结构。骨盆环前方的关节叫作耻骨联合，是由韧带和纤维软骨盘加强的稳定关节。股骨是人体中最长、最重、最坚硬的长骨。近端呈球形，与髋臼匹配形成髋关节。

常见骨盆及髋部运动损伤

损伤高发运动

◆ 足球

◆ 橄榄球

◆ 高尔夫

◆ 体操

髋臼唇损伤

损伤描述

髋臼唇是近似环形、包绕髋臼的纤维软骨结构。其功能包括加深髋臼窝，密封关节腔，维持关节稳定性，保持关节润滑和营养关节软骨等。髋臼唇损伤可发生在髋臼唇的所有部位，但以髋臼前上方多见。创伤、先天性髋关节发育异常、退行性改变、关节囊松弛都会造成髋臼唇损伤。其损伤形态有瓣状裂、放射状裂、外周纵行裂和不稳定撕裂等。

损伤症状：腹股沟前方疼痛；髋关节活动受限；髋关节弹响或绞锁

髋臼前上方髋臼唇损伤

治疗方法

髋臼唇发生损伤，充分休息和停止髋部运动是治疗的首要事项。保守治疗方式包括改变运动方式、口服消炎镇痛药物、物理治疗以及关节内注射类固醇药物。如果保守治疗效果不佳，手术治疗是合理选择，如在髋关节镜下进行髋臼唇损伤的清理和修复。

远期预后

髋臼唇损伤是相对比较严重的髋关节损伤，在及时诊治的情况下，预后良好。但如果髋臼唇损伤是退行性改变或髋关节发育不良造成的，单纯针对髋臼唇进行治疗，效果有限。

紧急处理

◆ 停止髋部活动

◆ 固定髋部

◆ 冰敷髋部

◆ 外用或口服消炎药和止痛药

并发症

髋臼唇损伤如未得到及时诊治，将导致髋关节慢性疼痛、不稳定，髋关节退变，继发骨关节炎。

腹股沟扭伤

损伤描述

腹股沟扭伤通常会造成股内收肌(耻骨肌、短收肌、长收肌、股薄肌、大收肌)肌肉或肌腱拉伤、撕裂。该损伤在要求下肢轴向旋转或突然变向的运动中最为常见,下肢剧烈地内收、外展是腹股沟扭伤的直接原因。可能是单块肌肉拉伤,也可能是内收肌整体撕裂,损伤部位通常位于肌腱－肌腹交界处,耻骨下方 5 厘米范围内。

损伤高发运动

◆ 足球
◆ 曲棍球
◆ 速滑
◆ 摔跤
◆ 跳高

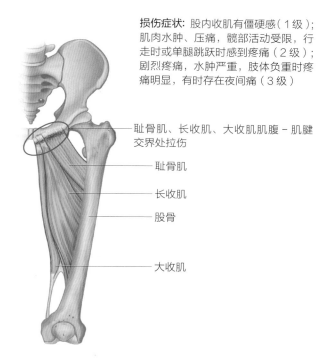

损伤症状: 股内收肌有僵硬感（1 级）; 肌肉水肿、压痛, 髋部活动受限, 行走时或单腿跳跃时感到疼痛（2 级）; 剧烈疼痛, 水肿严重, 肢体负重时疼痛明显, 有时存在夜间痛（3 级）

耻骨肌、长收肌、大收肌肌腹－肌腱交界处拉伤

耻骨肌

长收肌

股骨

大收肌

紧急处理

◆ 停止髋部活动
◆ 用吊带固定患肢
◆ 冰敷髋部
◆ 外用或口服消炎药和止痛药

治疗方法

经充分的休息和正确的康复训练,腹股沟扭伤通常不需要手术治疗就可康复。只有严重的肌肉撕裂需要手术治疗。在早期处理后,轻度扭伤者可以进行循序渐进的拉伸训练及肌肉强化训练。严重扭伤者则需经过更长时间的休息再逐渐回归运动。

远期预后

大多数情况下,腹股沟扭伤保守治疗效果良好,很少造成持续损伤。

并发症

轻度的股内收肌撕裂如果未经妥善治疗,会发展为严重的肌肉撕裂,导致步态改变以及腹股沟区域慢性疼痛,并造成其他部位出现损伤。

耻骨炎

损伤描述

耻骨炎主要的受累结构为耻骨联合,股内收肌和屈髋肌为主要受累肌群。耻骨联合区域的反复应力刺激和因创伤导致的应力角度改变,都会造成耻骨联合结构的改变,使附着在其附近的肌肉因牵引力改变而产生炎症。

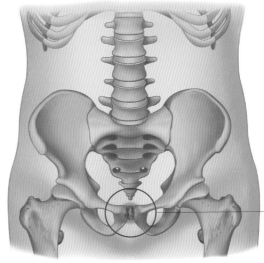

损伤症状:下腹部疼痛;下腹部活动受限

耻骨联合发生炎症

治疗方法

耻骨区域疼痛持续存在或活动受限,需及时就医,并考虑存在合并病变的可能性,如早期腹股沟疝、股内收肌肌腱炎、髂腰肌滑囊炎等。耻骨炎病程初期通常推荐非手术治疗。停止相关运动,冰敷疼痛区域,必要时使用消炎镇痛药物。如非手术治疗未达到预期效果,可考虑手术治疗。

远期预后

在得到正确及时的治疗后,耻骨炎通常预后良好,耻骨联合活动范围和肌力均能很好地重建,很少有迁延不愈的顽固性慢性疼痛。

屈髋肌扭伤

损伤描述

屈髋肌主要包括髂腰肌和股直肌,位于髋关节前方,主要功能是上提大腿,或在大腿固定时屈曲腰腹。屈髋肌在踢、跳等动作中使用较多,运动负荷过大就容易引发损伤。髂腰肌肌腹撕裂比较少见,多见的是肌腱－肌腹交界处撕裂或是髂腰肌在股骨小转子附着区域的损伤,也有小转子撕脱性骨折的情况。

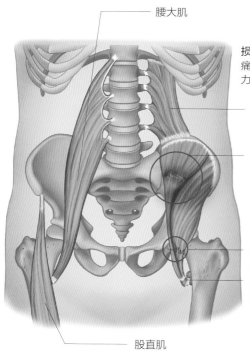

腰大肌

损伤症状：腹股沟有刺痛；腹股沟水肿；屈髋力量减弱

腰方肌

髂肌肌腹撕裂

髂肌肌腱－肌腹交界处撕裂

股骨小转子处发生撕脱性骨折

股直肌

紧急处理

◆ 停止髋部活动,避免屈髋动作

◆ 固定髋部

◆ 冰敷、按摩髋部

◆ 外用或口服消炎药和止痛药

治疗方法

屈髋肌扭伤大部分情况下不需要手术治疗,经充分的休息和正确的康复训练,受损肌肉一般都能获得良好的修复。

远期预后

屈髋肌扭伤如果得到及时正确的治疗,很少遗留慢性疼痛和功能障碍。但诊治不及时会造成髋关节前方慢性疼痛和功能受限。

并发症

屈髋肌扭伤未经治疗将导致慢性疼痛,使肌肉失去功能而造成其他部位损伤。肌肉继续撕裂至断裂后,髋关节屈曲功能将受到很大影响。

股骨颈应力性骨折

损伤描述

反复应力刺激或超负荷应力施加于骨表面可导致应力性骨折,如跑、跳、高冲撞运动会造成骨表面微小裂隙骨折。一般来说,应力性骨折分为两类: 不全骨折和疲劳骨折。前者由正常应力作用于骨骼,而骨骼本身存在病理性问题(如骨质疏松或骨质周围肌肉力量薄弱)造成。后者由反复过度应力作用于正常骨骼造成,常见于运动员和军人。股骨颈是髋部发生应力性骨折的常见部位,其他部位有耻骨、股骨干上 1/3 段、骶骨等。

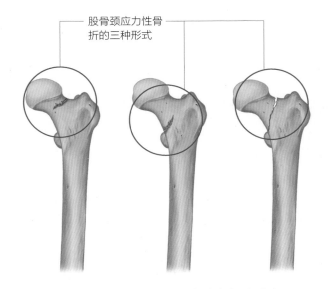

股骨颈应力性骨折的三种形式

损伤症状: 骨折区域疼痛;下腰部疼痛或臀部疼痛

治疗方法

股骨颈应力性骨折通常不需要手术治疗,但如果髋部出现负重以后疼痛,且持续时间较长,需及时就诊,必要时进行核磁共振检查。股骨颈应力性骨折完全愈合通常需要 8 周左右时间,在此期间需明确造成骨折的原因,并在回归运动后调整训练方法,避免再次骨折。

远期预后

股骨颈应力性骨折在及时正确的治疗后对运动及生活的影响很小。

弹响髋

损伤描述

　　弹响髋表现为髋关节屈曲和伸直时有弹响感,原因为髋关节腱性组织滑过骨性突起时的错动,伴或不伴有疼痛,在舞蹈表演者中尤为多见。弹响髋可分为三种类型:外源性弹响髋,较为常见,以髂胫束或臀大肌滑过股骨大转子时出现弹响为特征,可导致大转子滑囊炎;内源性弹响髋,以髂腰肌肌腱与髂耻隆起或股骨头摩擦引起;关节内弹响髋,为关节内病变引起的髋关节机械症状,常有咔嗒声,关节内盂唇撕裂、游离体和软骨损伤都会出现此种症状。

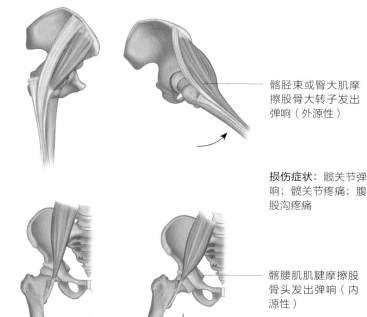

髂胫束或臀大肌摩擦股骨大转子发出弹响(外源性)

损伤症状:髋关节弹响;髋关节疼痛;腹股沟疼痛

髂腰肌肌腱摩擦股骨头发出弹响(内源性)

治疗方法

　　如髋关节反复出现弹响、错动感,甚至有疼痛,需及时就医诊治,严重的弹响髋需手术治疗。手术治疗主要针对病因进行腱性组织的松解,如涉及关节内结构损伤,则需对损伤结构进行处理和修复。

远期预后

　　弹响髋通过非手术治疗可以取得一定的效果。对于顽固性弹响髋,在保守治疗无效的情况下,手术治疗效果理想,通常预后良好。

梨状肌综合征

损伤描述

坐骨神经大部分需经梨状肌下缘出骨盆,然后行走于大腿后方,支配大腿后侧及膝以下区域的运动和感觉。不正确的姿势或步态会导致梨状肌紧张,从而压迫坐骨神经引发疼痛及炎症,即梨状肌综合征。疼痛通常始于臀部中部,向大腿后方放射。

损伤症状:疼痛沿坐骨神经行走方向放射;夜间睡眠困难,大小便、咳嗽、打喷嚏时痛感加重

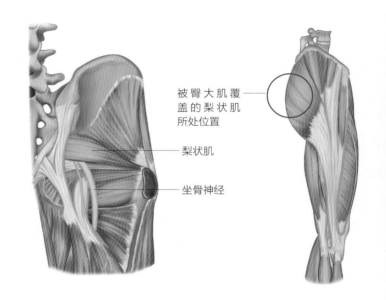

被臀大肌覆盖的梨状肌所处位置

梨状肌

坐骨神经

紧急处理

◆ 停止大腿活动

◆ 固定大腿

◆ 冰敷患处

◆ 外用或口服消炎药和止痛药

并发症

梨状肌综合征未得到及时治疗会导致慢性疼痛、局部肌肉挛缩、慢性滑囊炎以及坐骨神经支配区域的相应症状,如肌肉萎缩、感觉缺失等。

治疗方法

臀部反复疼痛,且疼痛向大腿后方放射时,需尽快就诊。早期治疗对梨状肌综合征十分关键。热敷、冲击波治疗等能够促进局部血液加速循环和局部损伤组织修复。如果症状加重或长期不缓解,则需要手术治疗。

远期预后

梨状肌综合征在及时治疗的情况下鲜有后遗症。

常见大腿运动损伤

髂胫束摩擦综合征

损伤描述

　　髂胫束是阔筋膜外侧增厚而坚韧的部分,上部分两层,包裹阔筋膜张肌,下端附于胫骨外侧髁。膝关节屈伸时,髂胫束在股骨外侧髁上前后来回滑动摩擦刺激,两者之间水肿充血产生无菌性炎症,导致运动中和运动后膝关节外侧疼痛,这就是髂胫束摩擦综合征。因为多见于中长跑运动员,所以也叫"跑步者膝"。

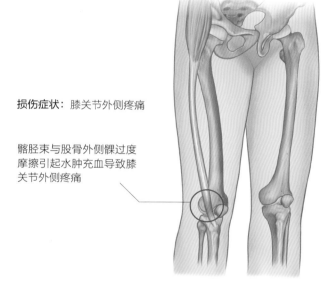

损伤症状：膝关节外侧疼痛

髂胫束与股骨外侧髁过度摩擦引起水肿充血导致膝关节外侧疼痛

治疗方法

　　跑步过程中或跑步后出现膝关节外侧疼痛,需考虑髂胫束摩擦综合征的可能,应及时就医诊治。热敷、按摩、冲击波治疗、针灸等方法可促进局部血液循环。在疼痛缓解后,对髋部和大腿肌肉的充分拉伸以及力量训练是康复的核心内容,同时也能预防髂胫束摩擦综合征复发。

远期预后

　　髂胫束摩擦综合征如治疗及时,一般不会有后遗症,但在回归运动后有可能复发,需做好预防工作。

股骨干骨折

损伤描述

通常情况下，只有强大的暴力会造成股骨骨折。股骨容易发生骨折的位置一般为股骨近端的股骨颈区域（前文已述），多见于运动中剧烈冲撞或从高处跳落。股骨干骨折则多因车祸等高暴力损伤造成。

股骨干骨折的 5 种形式

损伤症状：下肢短缩、畸形，活动受限；下肢剧痛、肿胀

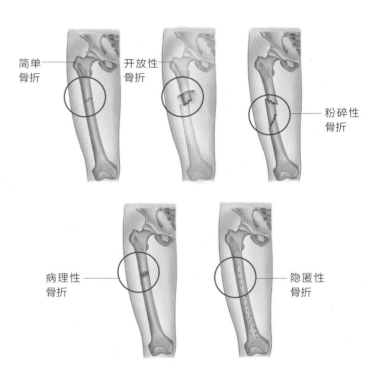

简单骨折

开放性骨折

粉碎性骨折

病理性骨折

隐匿性骨折

治疗方法

股骨干骨折是严重损伤，需第一时间就医。如骨折移位明显、出血量超过 1000 毫升，需手术治疗。骨折处固定有钢板、髓内钉两种方式。康复的重点是活动范围的重建和肌肉力量的恢复。

远期预后

股骨干骨折如果诊治及时，并配合良好的康复训练，在骨折愈合后通常没有明显的后遗症。

股四头肌扭伤

损伤高发运动

- ◆ 跑步
- ◆ 跳高
- ◆ 举重
- ◆ 足球
- ◆ 曲棍球

损伤描述

肌肉剧烈收缩或受到直接应力是引发股四头肌扭伤的直接原因。而肌腹和肌腱因过度拉伸而撕裂会引起明显疼痛。股直肌是股四头肌中最容易受伤的肌肉。

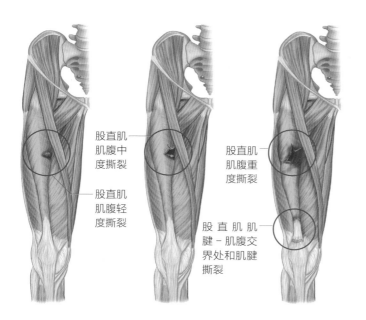

股直肌肌腹中度撕裂

股直肌肌腹轻度撕裂

股直肌肌腹重度撕裂

股直肌肌腱-肌腹交界处和肌腱撕裂

损伤症状：下肢剧痛；下肢肌肉痉挛、酸胀，局部肿胀，皮下有瘀斑；下肢肌肉力量下降明显，无法收缩

紧急处理

- ◆ 停止大腿活动
- ◆ 用夹板固定大腿
- ◆ 冰敷大腿
- ◆ 外用或口服消炎药和止痛药

治疗方法

运动中出现大腿前方突然疼痛，需考虑股四头肌扭伤的可能，应及时就诊。热敷、冲击波治疗有助于加速局部血液循环和局部损伤组织修复。注射类固醇药物进行封闭治疗对消除肌肉痉挛、缓解疼痛效果显著。如果肌肉重度撕裂且保守治疗无效，则应考虑手术治疗。

远期预后

通常情况下，股四头肌扭伤诊治及时，很少遗留慢性疼痛和功能障碍。

并发症

股四头肌扭伤如未经及时治疗，可由轻度发展为重度，而重度扭伤诊治延误将造成大腿肌肉力量下降、活动范围受限以及后期肌肉纤维化等。

<table>
<tr><td>

损伤高发运动

◆ 足球

◆ 橄榄球

◆ 曲棍球

</td></tr>
</table>

大腿肌肉挫伤

损伤描述

大腿肌肉挫伤是指股骨周围,包括股四头肌、腘绳肌、股内收肌等深部肌肉的损伤。冲击力作用于大腿造成肌肉直接挤压,会导致肌肉出血和炎性水肿,后期肌肉瘢痕化还会影响肌肉功能(如丧失灵活性)。

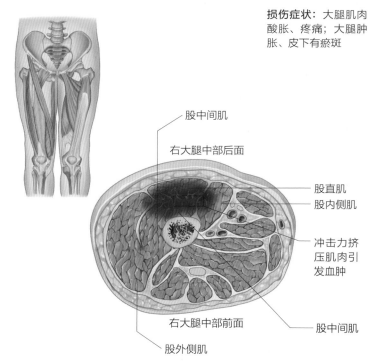

损伤症状: 大腿肌肉酸胀、疼痛;大腿肿胀、皮下有瘀斑

股中间肌

右大腿中部后面

股直肌

股内侧肌

冲击力挤压肌肉引发血肿

右大腿中部前面

股中间肌

股外侧肌

紧急处理

◆ 停止大腿活动

◆ 用夹板固定大腿

◆ 冰敷大腿

◆ 外用或口服消炎药和止痛药

并发症

大腿肌肉挫伤如未经治疗和休息,在肌肉深层会出现骨化现象,即肌肉软组织内形成条索状、片状钙化结构甚至骨性结构,引起疼痛和大腿活动受限。此外,肌肉挫伤还会发展为肌肉纤维撕裂,导致慢性疼痛及严重的功能障碍。

治疗方法

轻度的大腿肌肉挫伤,自行休息后观察局部症状即可。如疼痛剧烈,皮下有大面积瘀斑,应及时就医诊治。热敷、按摩等方法可促进局部血液循环。在疼痛缓解后,对受伤肌肉进行训练以恢复肌肉力量和柔韧性很重要,轻柔的拉伸训练可以避免肌肉内瘢痕增生和肌肉纤维化。在肌肉损伤愈合后,对受伤肌肉及其周围肌群进行训练,可以加速康复进程。

远期预后

大腿肌肉挫伤在得到正确及时的治疗后一般不会留下后遗症,肌肉的力量、强度和灵活性可以得到较好的恢复。

腘绳肌扭伤

损伤高发运动

◆ 跑步

损伤描述

　　腘绳肌扭伤常见于需要大腿爆发力的运动。扭伤多由大腿前后方肌肉群力量不平衡引起,如前方股四头肌的力量明显强于后方的腘绳肌,腘绳肌对抗阻力时的收缩和伸长会造成肌肉轻度撕裂甚至完全断裂。腘绳肌由股二头肌、半腱肌、半膜肌组成。其中,股二头肌的肌腹和与膝关节连接的肌腱最容易发生撕裂,严重的腘绳肌损伤多为股二头肌在膝关节附着点完全断裂。

损伤症状: 大腿后方疼痛;大腿后方肌肉肿胀;下肢无法负重,屈髋伸膝明显受限

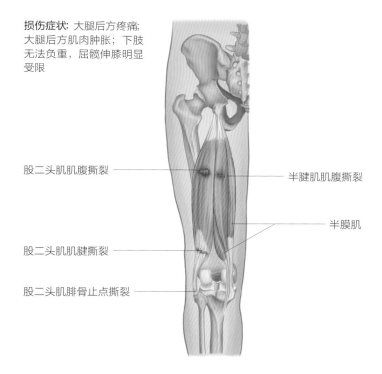

股二头肌肌腹撕裂

半腱肌肌腹撕裂

半膜肌

股二头肌肌腱撕裂

股二头肌腓骨止点撕裂

紧急处理

◆ 停止大腿活动

◆ 用夹板固定大腿

◆ 冰敷大腿

◆ 外用或口服消炎药和止痛药

治疗方法

　　运动中出现大腿后方突然疼痛,需考虑腘绳肌扭伤的可能,需及时就诊。在疼痛缓解后,充分拉伸腘绳肌可以加速康复和预防扭伤复发。扭伤严重者,如肌腹、肌腱完全断裂,需接受手术治疗,受损软组织的愈合时间有可能长达 12 个月,且康复期也会延长。

远期预后

　　腘绳肌扭伤在及时正确的治疗和康复训练后鲜有后遗症。

并发症

腘绳肌扭伤如未经及时治疗,疼痛和肌肉僵硬将逐渐加重,并诱发下腰痛和髋关节损伤;肌肉撕裂如未得到治疗,会发展为完全断裂。

膝部、小腿、踝部及足部的构成

与膝部、小腿、踝部及足部相关的肌肉有大腿肌和小腿肌。其中，小腿肌分前群肌、外侧群肌和后群肌。前群肌是足的伸肌，浅层有胫骨前肌，深层有踇长伸肌和趾长伸肌。外侧群肌是足的外翻肌，有腓骨长肌和腓骨短肌。后群肌是足的屈肌，分浅深两层，浅层有小腿三头肌（由腓肠肌和比目鱼肌组成）、跖肌；深层有腘肌、趾长屈肌、胫骨后肌和踇长屈肌。小腿三头肌通过跟腱附着在足部，负责足部跖屈，使足部做出跳跃、起步、踮脚尖等动作。

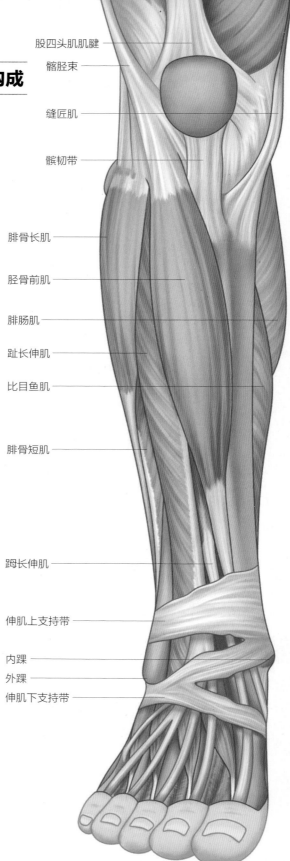

股四头肌肌腱
髂胫束
缝匠肌
髌韧带
腓骨长肌
胫骨前肌
腓肠肌
趾长伸肌
比目鱼肌
腓骨短肌
踇长伸肌
伸肌上支持带
内踝
外踝
伸肌下支持带

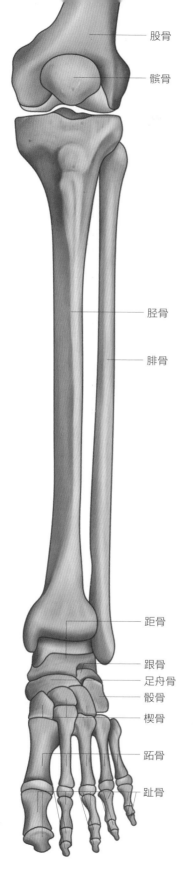

股骨

髌骨

胫骨

腓骨

距骨

跟骨

足舟骨

骰骨

楔骨

跖骨

趾骨

　　与膝部、小腿、踝部及足部相关的骨骼有股骨、髌骨、胫骨、腓骨和足骨。其中,髌骨俗称膝盖骨,位于膝关节前表面的股骨髁间槽内,被股四头肌肌腱包绕,后面的关节面与股骨髌面相关节。胫骨和腓骨属于小腿骨。胫骨位于小腿内侧,其近端内外侧髁与股骨远端共同组成膝关节。胫骨结节为胫骨前表面粗糙区域,胫骨下端构成踝关节的内踝。胫骨是小腿的负重骨,因此在跑步和跳跃中承受着大量冲击力。腓骨与胫骨平行,位于其外侧,比较细,呈棒状。腓骨不是负重骨,而是肌肉附着的重要部位,其远端构成踝关节的外踝。足骨位于人体最低处,承担着负重和运动功能,结构较复杂,分为跗骨、跖骨和趾骨三个部分。跗骨有七块,排成前、中、后三列。后列有前上方的距骨和后下方的跟骨;中列有偏内侧的足舟骨;前列有内、中、外侧的楔骨和跟骨前方的骰骨。跖骨有五块,位于足的中部。从内侧向外侧依次命名为第一至第五跖骨。趾骨有十四块,位于足的前部,踇趾为两节,其余各趾为三节。由近侧至远侧依次为近节趾骨、中节趾骨和远节趾骨,其顺序命名与跖骨相同。

常见膝部运动损伤

损伤高发运动

- ◆ 跑步
- ◆ 跳高
- ◆ 举重
- ◆ 足球
- ◆ 曲棍球

胫侧副韧带损伤

损伤描述

胫侧副韧带是位于膝关节囊内侧的扁宽而坚韧的韧带。上方起自股骨内上髁,向下止于胫骨内侧髁及胫骨体的内侧面。作用是限制膝关节过度前伸和外旋。当胫侧副韧带松弛时,膝关节过度外展(外翻)可导致胫侧副韧带损伤,使得韧带部分撕裂或完全断裂。

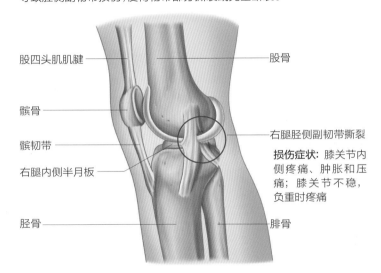

股四头肌肌腱 —— 股骨

髌骨 ——

髌韧带 ——

右腿内侧半月板 ——

—— 右腿胫侧副韧带撕裂

损伤症状:膝关节内侧疼痛、肿胀和压痛;膝关节不稳,负重时疼痛

胫骨 —— 腓骨

紧急处理

- ◆ 停止膝关节活动
- ◆ 用夹板固定膝关节
- ◆ 冰敷膝关节
- ◆ 外用或口服消炎药和止痛药

并发症

严重的胫侧副韧带损伤可能伴有半月板撕裂。而受伤的膝关节如果持续活动,由于关节不稳定,还可导致其他韧带损伤。

治疗方法

胫侧副韧带轻度损伤,适当休息后就可逐渐恢复活动了。如损伤较严重,则在康复阶段和恢复活动的早期阶段可能需要使用支具。最严重的损伤(可能伴有半月板撕裂)需要更长时间的制动和休息(极少数情况下需要手术修复韧带)。

远期预后

胫侧副韧带损伤经治疗通常预后良好,不会留下后遗症。但某些情况下,膝关节内侧可能会有松动。在开始任何可能导致膝关节受伤的活动前,确保大腿肌肉有足够的力量将有助于预防膝关节发生损伤。

前交叉韧带损伤

损伤高发运动

- ◆ 跑步
- ◆ 足球
- ◆ 曲棍球

损伤描述

　　前交叉韧带损伤是常见的运动损伤。引发该损伤的原因通常有两个,一是膝关节扭转时足部被踩踏,二是猛烈撞击膝关节。应力可引起前交叉韧带撕裂直至断裂。

损伤症状:膝关节肿胀、疼痛;膝关节不稳,尤其是胫骨不稳

股骨外侧髁关节面
外侧半月板
膝横韧带
腓骨

股骨内侧髁关节面
前交叉韧带断裂
内侧半月板
胫骨

紧急处理

- ◆ 停止膝关节活动
- ◆ 用夹板固定膝关节
- ◆ 冰敷膝关节
- ◆ 外用或口服消炎药和止痛药

治疗方法

　　前交叉韧带轻微损伤无须手术治疗,保持适当的制动和休息就可康复。韧带完全断裂则需要手术重建韧带。运动范围和力量训练是前交叉韧带损伤康复的重要组成部分。游泳和其他非负重运动可用于恢复膝关节力量。加强股四头肌、腘绳肌和小腿肌肉力量有助于保护前交叉韧带。

远期预后

　　前交叉韧带损伤经治疗通常预后良好,不会留下后遗症。但回归运动是一个漫长的过程,有些运动将受到限制。

并发症

前交叉韧带损伤通常会累及其他韧带和半月板。而膝关节慢性疼痛和不稳定可能导致膝关节远期功能受限。

损伤高发运动

- ◆ 足球
- ◆ 橄榄球
- ◆ 跑步
- ◆ 跳高
- ◆ 曲棍球

半月板撕裂

损伤描述

剧烈运动时,膝关节突然屈曲,股骨内旋或外旋,胫骨又在固定状态,可导致半月板受到突然的旋转压力而受损。对膝关节外侧的撞击可造成胫侧副韧带、前交叉韧带和半月板撕裂"三联征"。内侧半月板比外侧半月板受伤的概率要高得多。

损伤症状:膝关节疼痛、肿胀;膝关节交锁

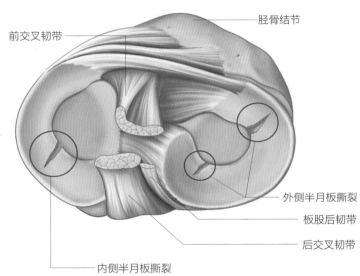

前交叉韧带

胫骨结节

外侧半月板撕裂

板股后韧带

后交叉韧带

内侧半月板撕裂

紧急处理

- ◆ 停止膝关节活动
- ◆ 用夹板固定膝关节
- ◆ 冰敷膝关节
- ◆ 外用或口服消炎药和止痛药

并发症

半月板撕裂会导致股骨端和髌骨下软骨过早磨损,引发膝关节炎和关节积液。软骨碎片和损伤的半月板还会引起膝关节交锁。

治疗方法

半月板撕裂通常需要关节镜手术治疗,切除半月板撕裂的边缘,保留半月板的主要部分。当半月板撕裂康复时,加强膝关节周围肌肉(股四头肌和腘绳肌)是非常重要的,这可以预防损伤再次发生。

远期预后

大多数情况下,半月板撕裂完全愈合后,不会引起膝关节长期活动受限。手术修复半月板后,在可耐受的情况下,体育运动可逐步恢复。

膝关节滑囊炎

损伤描述

对关节内有可能发生摩擦的部位进行缓冲和润滑是滑囊的主要作用。在大多数负重、屈伸活动中，滑囊炎会导致疼痛。髌前皮下囊是膝关节较常见的受伤部位，它位置表浅，反复跪倒或撞击髌骨就容易受损。髌下皮下囊则常因髌韧带的反复摩擦而发炎。鹅足滑囊炎不太常见，但可由膝关节内侧受到直接打击或膝关节屈伸、扭转过多导致。膝关节滑囊也可因积液而肿胀，如腘窝囊肿等。

损伤高发运动

- ◆ 足球
- ◆ 橄榄球
- ◆ 跑步
- ◆ 跳高
- ◆ 曲棍球

股四头肌肌腱

股骨

髌前皮下滑囊发生炎症

髌韧带

胫骨

损伤症状：膝关节疼痛或压痛；膝关节肿胀；跪地或下楼行走时膝关节疼痛、僵硬

紧急处理

- ◆ 停止膝关节活动
- ◆ 用夹板固定膝关节
- ◆ 冰敷膝关节
- ◆ 外用或口服消炎药和止痛药

治疗方法

膝关节滑囊发生炎症，从关节内排出积液很有必要。加强膝关节周围肌肉有助于支撑关节，增强肌肉柔韧性还会减轻肌腱对滑囊的部分压力。在康复过程中，应避免任何对膝关节滑囊造成的损伤，预防滑囊炎反复发作。

远期预后

如果治疗得当，膝关节滑囊炎很少对膝关节造成长期影响。

并发症

膝关节滑囊破裂会导致滑囊失去缓冲作用，而滑囊中流出的液体积聚起来还会影响膝关节的活动。

滑膜皱襞综合征

损伤描述

　　髌骨上、髌骨下、髌骨内侧和外侧都有滑膜皱襞。先天性发育异常或外伤、炎症等因素会造成滑膜皱襞过度增生、肥厚,在关节活动时产生撞击、夹挤,导致疼痛、弹响、打软腿和交锁等症状和体征,即滑膜皱襞综合征。该损伤多见于青壮年,好发于髌骨内侧滑膜皱襞。

损伤症状:膝关节疼痛,活动后疼痛加重;膝关节活动时髌骨异常抖动

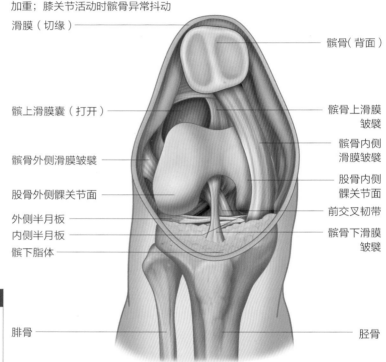

滑膜(切缘)　　　　　　　　　　　　　　髌骨(背面)

髌上滑膜囊(打开)　　　　　　　　　　　髌骨上滑膜皱襞

　　　　　　　　　　　　　　　　　　　　髌骨内侧滑膜皱襞

髌骨外侧滑膜皱襞　　　　　　　　　　　　股骨内侧髁关节面

股骨外侧髁关节面　　　　　　　　　　　　前交叉韧带

外侧半月板　　　　　　　　　　　　　　　髌骨下滑膜皱襞

内侧半月板

髌下脂体

腓骨　　　　　　　　　　　　　　　　　　胫骨

紧急处理

◆ 停止膝关节活动

◆ 用夹板固定膝关节

◆ 冰敷膝关节

◆ 外用或口服消炎药和止痛药

并发症

滑膜皱襞综合征可导致膝关节屈曲活动受限。疼痛还可能引起步态或跑步姿势的改变,导致其他组织过度使用,造成损伤。

治疗方法

　　滑膜皱襞综合征通常无须手术治疗,保证充分的制动和休息,适量使用消炎镇痛药物即可康复。只有极少数情况需要关节镜手术切除滑膜皱襞。加强股四头肌和腘绳肌会减轻滑膜皱襞的压力。使用合适的器械,尤其是跑鞋,可以减少对滑膜皱襞的刺激。

远期预后

　　一旦疼痛消退,就可恢复正常活动。去除滑膜皱襞后如无不良反应,则可完全恢复活动。

胫骨结节骨骺炎

损伤描述

胫骨结节骨骺炎是一种牵拉型胫骨干骺端损伤,多发于青少年。左膝的患病率略高于右膝。当股四头肌紧张或反复屈伸时,髌韧带对胫骨的牵拉作用力可能会引起轻度撕脱骨折,导致炎症和疼痛。机体试图通过构建更多的骨骼来修复和保护这一区域,因此膝关节下方会出现骨性突出——特征性的胫骨粗隆。

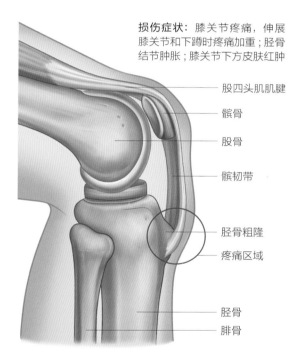

损伤症状:膝关节疼痛,伸展膝关节和下蹲时疼痛加重;胫骨结节肿胀;膝关节下方皮肤红肿

股四头肌肌腱

髌骨

股骨

髌韧带

胫骨粗隆

疼痛区域

胫骨

腓骨

治疗方法

大多数情况下,胫骨结节骨骺炎在保持制动和休息后,症状可以缓解,然后就可进行伸展和加强股四头肌的训练。康复过程中,限制引起疼痛的活动很重要。逐渐增加运动强度和适当的热身运动有助于预防胫骨结节骨骺炎。

远期预后

随着骨骼变强、成熟,胫骨结节骨骺炎带来的疼痛和炎症将消退,通常不会产生长期影响。

剥脱性骨软骨炎

损伤描述

　　剥脱性骨软骨炎是指关节软骨和软骨下骨完全或部分与临近结构分离的小片坏死。通常由血供停止、撞击、反复摩擦导致。膝关节内剥脱的骨和软骨会引起疼痛和炎症，可能导致膝关节不稳定、弹响或交锁。

损伤症状：膝关节活动时弥漫性疼痛和肿胀；膝关节僵硬；膝关节弹响、无力；膝关节交锁

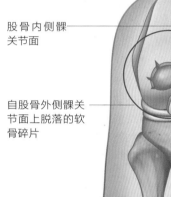

股骨内侧髁
关节面

自股骨外侧髁关
节面上脱落的软
骨碎片

治疗方法

　　如果碎裂的软骨未从骨面脱落，则有自行修复的可能，可以采取保守治疗。但如果碎裂的软骨卡在关节内又无法被吸收，则需要手术取出。

远期预后

　　发生剥脱性骨软骨炎，年轻运动员通常有完全恢复的可能，老年运动员则有发生退行性骨关节炎的可能。

髌股关节疼痛综合征

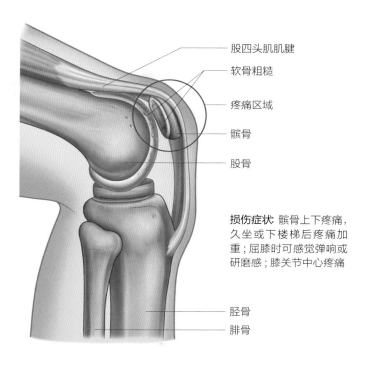

股四头肌肌腱

软骨粗糙

疼痛区域

髌骨

股骨

损伤症状：髌骨上下疼痛，久坐或下楼梯后疼痛加重；屈膝时可感觉弹响或研磨感；膝关节中心疼痛

胫骨

腓骨

治疗方法

发生髌股关节疼痛综合征，如果保守治疗没有效果，则需要手术干预。而康复应从恢复股四头肌的力量和柔韧性开始。疼痛减退后可恢复膝关节活动，并逐渐增加活动强度。限制膝关节的反复应力和适当的热身运动有助于预防髌股关节疼痛综合征。

远期预后

经过及时适当的治疗，髌股关节疼痛综合征很少对膝关节产生长期影响。

<table>
<tr><td>

损伤高发运动

◆ 篮球

◆ 排球

◆ 跑步

◆ 足球

</td></tr>
</table>

髌韧带炎

损伤描述

　　髌韧带参与膝关节屈伸,跳跃着陆时最先经历冲击。股四头肌收缩时,髌韧带被迫伸展以减缓膝关节的屈曲。反复的压力会对髌韧带造成轻微损伤,从而导致炎症。如果髌韧带活动偏离正常路径,膝关节反复屈伸也会对髌韧带造成损伤。

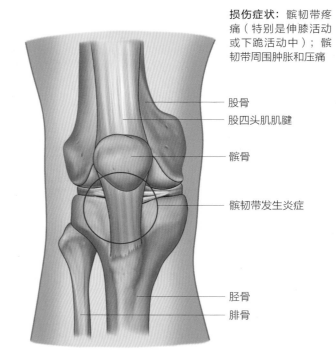

损伤症状:髌韧带疼痛(特别是伸膝活动或下跪活动中);髌韧带周围肿胀和压痛

股骨

股四头肌肌腱

髌骨

髌韧带发生炎症

胫骨

腓骨

紧急处理

◆ 停止膝关节活动

◆ 用夹板固定膝关节

◆ 冰敷膝关节

◆ 外用或口服消炎药和止痛药

并发症

同大多数肌腱炎一样,髌韧带炎未经治疗会引起额外刺激,最终导致髌韧带撕裂。周围组织也会因此发生损伤。

治疗方法

　　髌韧带炎通常无须手术治疗。拉伸股四头肌、腘绳肌和小腿肌肉有助于缓解髌韧带的压力。在康复过程中,首先要避免引发髌韧带炎的运动。刚刚回归运动时,可能需要在膝关节下方放置支持带。

远期预后

　　经及时和正确的治疗,髌韧带炎可以完全康复。充分的热身和适当的调理有助于预防髌韧带炎。但年龄较大的运动员有复发的可能。

髌骨软骨软化

损伤高发运动

◆ 足球
◆ 橄榄球
◆ 跑步
◆ 跳高
◆ 曲棍球

损伤描述

髌骨软骨软化通常是膝关节过度使用、外伤或髌骨活动偏离正常路径的结果。髌骨后方关节面由透明软骨保护。膝关节过度使用或负重异常等会使软骨发生软化（一种退行性改变）。软化使软骨表面粗糙，引起炎症和疼痛。髌骨软骨软化分为四期，即软骨软化、软骨表面出现裂隙、软骨缺损和软骨下骨暴露。

股四头肌肌腱

股骨

髌骨后方关节面软骨缺损

髌韧带

胫骨

损伤症状：久坐、上下楼梯或从座位上站起时疼痛加重；髌骨压痛；伸膝时有摩擦感

治疗方法

髌骨软骨软化通常无须手术治疗，保持制动和休息即可，必要时可注射消炎镇痛药物。只有极少数情况需要手术纠正偏离正常路径的髌骨。加强股四头肌、腘绳肌的力量和柔韧性对减轻膝关节的压力很重要。康复期间，应避免深蹲等活动。

远期预后

髌骨软骨软化经治疗通常预后良好，不会对膝关节造成长期影响。

紧急处理

◆ 停止膝关节活动
◆ 用夹板固定膝关节
◆ 冰敷膝关节
◆ 外用或口服消炎药和止痛药

并发症

软骨软化会使得软骨变得粗糙，增加关节摩擦力，加重炎症，最终导致软骨剥脱。

损伤高发运动

- ◆ 足球
- ◆ 橄榄球
- ◆ 跑步
- ◆ 曲棍球
- ◆ 篮球

髌骨半脱位

损伤描述

髌骨半脱位即髌骨向内或向外移位,部分超出股骨滑车的正常位置,以外侧髌骨半脱位较为多见。半脱位通常由股四头肌内外侧肌力失衡、髌骨内侧或外侧遭受撞击、膝关节扭转导致,往往发生在运动减速过程中,如由快跑转为慢跑。髌骨高位的运动员发生髌骨半脱位的概率较高。

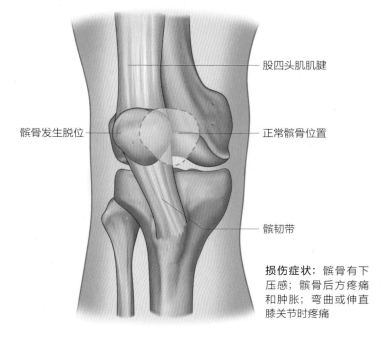

股四头肌肌腱

髌骨发生脱位 —— 正常髌骨位置

髌韧带

损伤症状:髌骨有下压感;髌骨后方疼痛和肿胀;弯曲或伸直膝关节时疼痛

紧急处理

- ◆ 停止膝关节活动
- ◆ 用夹板固定膝关节
- ◆ 冰敷膝关节
- ◆ 外用或口服消炎药和止痛药

并发症

持续半脱位可引起髌骨骨折、软骨撕裂,并对肌腱造成损害。

治疗方法

髌骨半脱位通常无须手术治疗,保持充分的休息、正确的康复训练和积极的消炎措施即可。在康复过程中,可用游泳代替跑步,避免加重损伤。回归运动初期可能需要支具固定髌骨。加强和伸展股四头肌内侧肌有助于纠正肌肉力量失衡,预防髌骨半脱位。

远期预后

髌骨半脱位经治疗通常预后良好,不会对膝关节造成长期影响。但治疗失败有可能导致半脱位转为慢性。

常见小腿运动损伤

胫骨、腓骨骨折

损伤描述

　　人体骨骼表面均有一层骨密质。骨密质较为坚硬,能承受较大的应力。而反复的冲击活动,如跑步和跳跃,会导致胫骨和腓骨表面的骨密质出现裂纹,甚至引发骨折(部分骨折或完全骨折)。小腿发生骨折通常为胫骨和腓骨一同骨折。大多数情况下,骨折发生于骨近端(膝关节附近)或远端(踝关节附近)。又由于胫骨附近的皮肤和其他组织都比较单薄,所以胫骨、腓骨骨折往往是开放性骨折,即骨折端会刺破皮肤。

损伤高发运动

◆ 足球

◆ 橄榄球

◆ 篮球

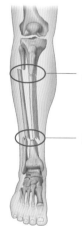

胫骨、腓骨近端骨折

胫骨、腓骨远端骨折

损伤症状: 小腿剧痛,不能行走或负重;骨折部位可能发生畸形,骨折端可能刺破皮肤;骨折部位有压痛和肿胀

紧急处理

◆ 停止小腿活动

◆ 控制出血

◆ 用夹板固定小腿

◆ 冰敷小腿

◆ 外用或口服消炎药和止痛药

治疗方法

　　血管或神经损伤严重的病例可能需要手术治疗。在某些情况下,伤处愈合过程中可能需要钢针或钢板固定受损骨骼。骨折处愈合后,需要重建小腿肌肉的力量和柔韧性。强健的小腿肌肉(如胫骨前肌)有助于保护胫骨和腓骨。在康复阶段,可以通过游泳或骑自行车等低冲击或无冲击的活动来维持小腿活动水平。

远期预后

　　如果处理得当,胫骨、腓骨骨折处可以完全愈合,远期通常不会出现问题。正确的热身运动和交叉训练有助于预防胫骨和腓骨发生应力性骨折,而过早地恢复运动可能会导致伤情复发。

并发症

如果未加处理,胫骨、腓骨部分骨折有可能变成完全骨折。而骨折引起的血管损伤可导致局部出血、肿胀并影响足部血液循环;神经损伤更可导致严重后果,如足下垂或小腿和足部感觉丧失等。

小腿肌肉拉伤

损伤描述

短跑、跳跃、转换方向或由深蹲站起时，小腿肌肉发挥着重要作用。因为这些爆发性动作需要小腿肌肉强力收缩。此时，如果足部位置不当，或肌肉离心收缩的力量超过小腿肌肉的上限，就会导致小腿肌肉拉伤。起跑和转换方向时，小腿肌肉特别容易在肌腹－肌腱交界处撕裂。跳跃着陆时，如果小腿肌肉疲劳或不够强壮，也会被拉伤。

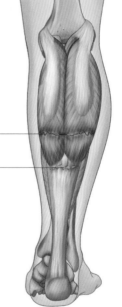

损伤症状：小腿中部肌肉疼痛；小腿肿胀或有瘀斑

腓肠肌肌腱－肌腹交界处拉伤

腓肠肌肌腱拉伤

紧急处理
◆ 停止小腿活动
◆ 用夹板固定小腿
◆ 冰敷小腿
◆ 外用或口服消炎药和止痛药

并发症
小腿肌肉拉伤如果不加注意，撕裂伤有可能发展为断裂伤。同时，小腿肌肉拉伤引起的疼痛会导致小腿活动受限。由此引发的跛行或步态改变还可能导致其他区域损伤。

治疗方法

小腿肌肉拉伤通常无须手术治疗，保持充分的制动和休息即可。如果肌肉撕裂严重，则需要手术重新连接肌肉。随着疼痛消退，轻度伸展训练有助于伤处愈合。疼痛已消退时，加强小腿力量和柔韧性的训练将有助于避免再次拉伤。

远期预后

小腿肌肉拉伤很少有远期不良影响。强壮、灵活的小腿肌肉可以较好地抵抗拉伤，恢复也较快。

胫骨中部应力综合征

损伤高发运动

◆ 跑步
◆ 跳高

损伤描述

胫骨中部应力综合征即轻度至中度的中下部胫骨干或小腿前区间竭性疼痛。多系胫骨后部肌肉附着点的慢性过度牵引所致的骨膜炎。该综合征可由频繁进行跑跳运动,或者运动时间过长、用力过度等因素,导致胫骨内侧长时间受到压迫所引起,一般比较少见。

损伤症状:小腿前侧或后内侧疼痛,运动时疼痛明显,有压痛;小腿内侧隐痛、酸痛,可能发生轻度肿胀

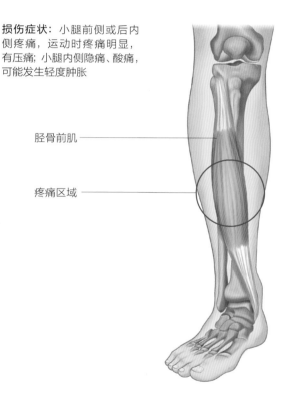

胫骨前肌

疼痛区域

紧急处理

◆ 停止小腿活动
◆ 用夹板固定小腿
◆ 冰敷小腿
◆ 外用或口服消炎药和止痛药

治疗方法

胫骨中部应力综合征通常无须手术治疗,保持充分的制动和休息即可。在极少数情况下,休息和康复效果不佳会引发慢性炎症,则需要手术治疗。在康复期,小腿拉伸有助于伤处恢复。

远期预后

胫骨内侧疼痛综合征经有效治疗,不会产生远期不良影响。

并发症

如果未经处理,胫骨内侧疼痛综合征引发的炎症有可能导致包括前方筋膜间室综合征在内的其他损伤。

前方筋膜间室综合征

损伤描述

前方筋膜间室综合征通常由小腿前方间室内胫骨前肌肿胀或增大引起。外伤或过度使用会导致肌肉组织肿胀加剧,使得间室内部压力增高,阻碍血液循环和肌肉功能。间室内的神经如果受压,还会导致足部麻木和无力。前方筋膜间室综合征通常是一种慢性损伤,而非急性损伤。跑步者和其他需要大量反复屈伸足部的运动员最易发生前方筋膜间室综合征。

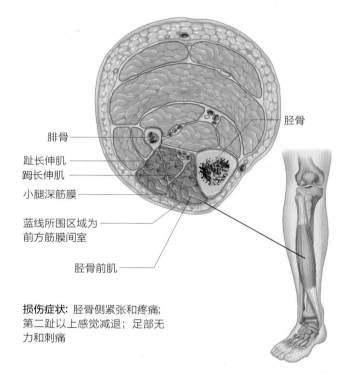

胫骨

腓骨

趾长伸肌

蹞长伸肌

小腿深筋膜

蓝线所围区域为
前方筋膜间室

胫骨前肌

损伤症状: 胫骨侧紧张和疼痛;
第二趾以上感觉减退;足部无
力和刺痛

治疗方法

急性或严重的慢性前方筋膜间室综合征可能需要手术以解除间室内压力。康复期间,伸展胫骨前部肌肉将有助于缓解部分压力。按摩、拉伸筋膜也有助于伤处恢复。

远期预后

发生前方筋膜间室综合征,若在神经和血管损伤变得严重之前进行治疗,则预后良好。

常见踝部运动损伤

踝关节扭伤

损伤描述

踝关节扭伤俗称"崴脚",多数情况下是指踝关节过度内翻旋转,同时足外侧着地,即内翻应力损伤。当然,足外翻或足高位扭转也可导致踝关节扭伤。篮球运动员发生踝关节扭伤的概率较高,损伤复发的可能性也更大。

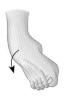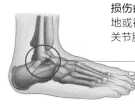

损伤症状:踝关节疼痛,足着地或被动外翻时疼痛加剧;踝关节肿胀;踝关节活动受限

足内翻时踝关节韧带撕裂位置

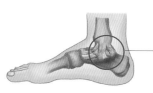

足外翻时踝关节韧带撕裂位置

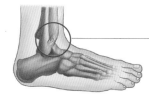

足高位扭转时踝关节韧带撕裂位置

治疗方法

踝关节扭伤通常无须手术治疗。急性踝关节扭伤一般需制动(尽量减少踝关节负重的活动)或休息至少 2 周。若损伤较重,通过紧急处理症状仍无明显缓解,或下地负重行走不可避免,打石膏是一种有效且经济的制动保护方法。踝关节扭伤严重者需要预防慢性踝关节不稳,可考虑接受手术治疗。

远期预后

踝关节扭伤经治疗通常预后良好,但踝关节不稳者常有反复踝关节扭伤病史。

紧急处理

◆ 停止踝部活动

◆ 用绷带固定踝部

◆ 冰敷踝部

◆ 外用或口服消炎药和止痛药

并发症

踝关节扭伤最常损伤足部外侧韧带,包括距腓前韧带、跟腓韧带和距腓后韧带。如果同时有跟腓韧带和距腓后韧带损伤甚至关节囊撕裂,就容易造成关节松弛甚至发展成为慢性踝关节不稳,即"习惯性扭伤"。

常见足部运动损伤

损伤高发运动
◆ 登山
◆ 竞走

足底筋膜炎

损伤描述

　　足底筋膜炎是指足底肌腱或者筋膜发生无菌性炎症。最常见的原因是经常长时间走路，如登山、徒步旅行、逛商店等。连续走上几天，就很容易引起足底慢性损伤，导致足底筋膜炎。

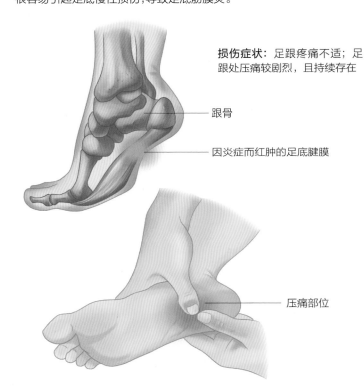

损伤症状：足跟疼痛不适；足跟处压痛较剧烈，且持续存在

跟骨

因炎症而红肿的足底腱膜

压痛部位

紧急处理
◆ 停止足部活动
◆ 用绷带固定足部
◆ 冰敷足部
◆ 外用或口服消炎药和止痛药

并发症
足底筋膜炎长期持续，可能导致行走时姿势、着力不当，引起腰、髋、膝、踝等部位疼痛。

治疗方法

　　休息及物理治疗可缓解足底疼痛，如超短波治疗、电疗等。如无明显缓解，可考虑局部封闭治疗。使用带有足弓支撑的鞋垫可均匀分散足底压力，在下肢负重时能有效降低足底筋膜所受的拉力，进而减少反复牵拉对足底筋膜的伤害。

远期预后

　　足底筋膜炎一般无须手术治疗，且预后良好，无后遗症。

跟腱损伤

损伤描述

　　跟腱穿过足后跟,在跟骨上活动。而小腿肌肉突然强迫性收缩(尤其是肌肉和肌腱受冷或不灵活时),过大的力量作用于足部容易引发跟腱拉伤。在行走和负重过程中,跟腱起到保持人体平衡的作用,因此爆发性活动(如冲刺、跳跃)、对抗性活动是引发跟腱拉伤的重要原因。又因为跟腱有支撑人体的作用,而鞋子经常挤压跟腱,所以除了小腿肌肉反复收缩,穿鞋不当或过度足内旋也会导致跟腱发生炎症,甚至导致跟腱发生撕裂伤。

损伤症状:跟腱处疼痛;跟腱处肿胀和压痛;小腿及足跟区僵硬;跑步和跳跃活动受限

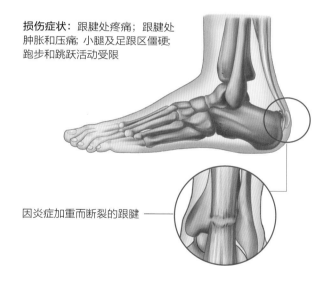

因炎症加重而断裂的跟腱

治疗方法

　　跟腱拉伤后,急性期后可用热敷和按摩加强足部血液循环,促进受伤跟腱愈合。当然,保持足部充分的休息也很重要。严重的跟腱拉伤通常需要手术修补伤处。跟腱炎则通常需要5天至数周才能治愈,但很少需要手术治疗。

远期预后

　　跟腱血供较差,因此发生损伤后,康复的时间较长。而经过正确的治疗和充分的休息,受伤的跟腱可以恢复正常功能(跟腱很少产生持久的影响)。运动前充分热身、加强小腿肌肉的训练、穿着合适的运动鞋有助于预防跟腱炎和跟腱拉伤。

足应力性骨折

损伤描述

应力性骨折主要由过度劳累、劳损以及着凉等各种不利因素引起，这些因素导致骨质承受外力的程度达到极限，继而发生骨小梁连续性中断，即应力性骨折。足应力性骨折是一种疲劳性骨折，好发部位是距骨和舟骨。

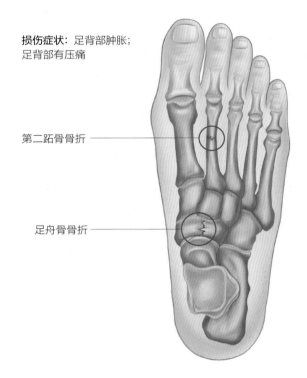

损伤症状：足背部肿胀；足背部有压痛

第二跖骨骨折

足舟骨骨折

治疗方法

足应力性骨折只有在十分严重的情况下才需要手术治疗。休息通常是治疗足应力性骨折的好方法。恢复所需时间差异极大，影响因素包括受伤部位、严重程度、不同个体自我修复功能的强弱以及营养摄入等。通常需要休息 4~8 周（ 12~16 周也并非罕见），并用石膏等加以保护。

远期预后

足应力性骨折经治疗一般预后良好，无后遗症。

跟骨下骨刺

损伤描述

跟骨下骨刺是运动时跖筋膜长期牵拉跟骨骨质而引起的慢性骨质增生现象。跖筋膜位于跟骨与跖骨之间，是一束致密的纤维组织，呈膜状，覆盖于足底，作用是保护足底的神经、血管、肌肉，维持足弓的形态，减少行走时的震动。人行走时，压力使足弓的弧度变直，而跖筋膜产生的拉力又要维持足弓的形态，这必然使跖筋膜在跟骨附着处拉力显著增大。长期牵拉的结果是跟骨出现骨质增生，形成骨刺。

损伤症状： 足根压痛；行走时足跟有针刺样疼痛

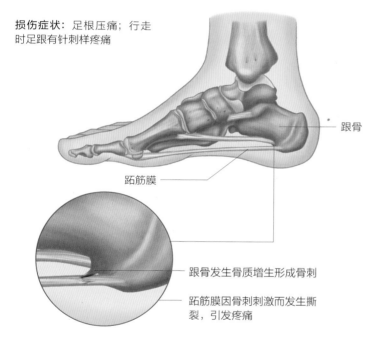

跟骨

跖筋膜

跟骨发生骨质增生形成骨刺

跖筋膜因骨刺刺激而发生撕裂，引发疼痛

治疗方法

对跟骨下骨刺，通常以保守治疗为主，通过口服药物、局部用药，配合物理治疗，控制病情发展，必要时可局部封闭治疗。

远期预后

如果跟骨下骨刺严重影响生活和运动，且保守治疗无效，则需要手术治疗，但是手术治疗远期效果较差。

损伤高发运动

◆ 跑步

◆ 竞走

紧急处理

◆ 停止足部活动

◆ 用绷带固定足部

◆ 冰敷足部

◆ 外用或口服消炎药和止痛药

并发症

跟骨下骨刺可能导致足骨筋膜室综合征，引发局部肿胀，延迟伤口愈合，如出现深部感染，还可能导致骨髓炎。

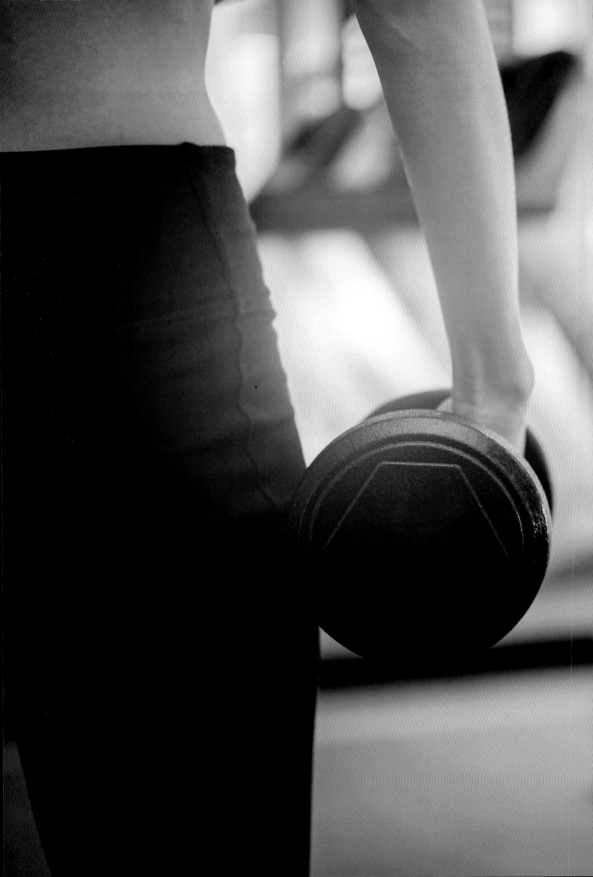

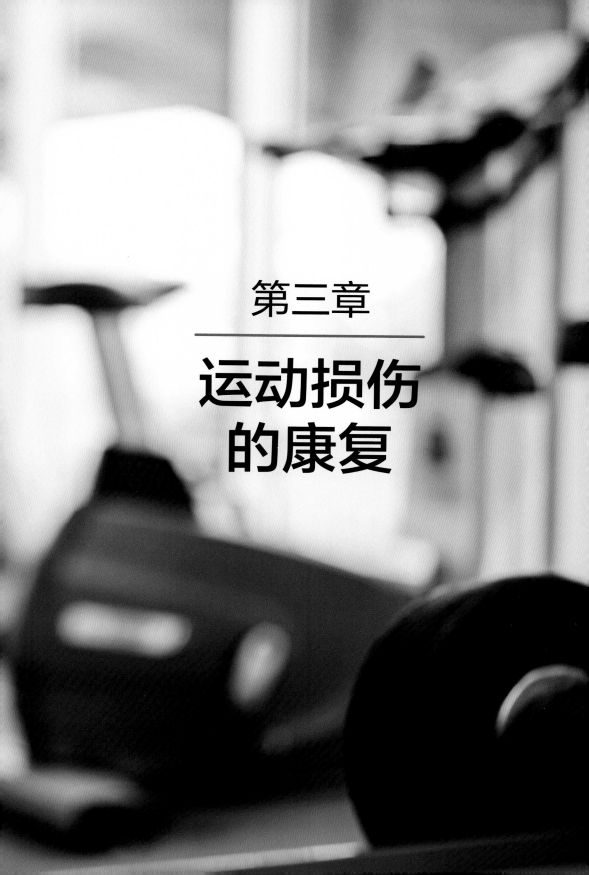

第三章

运动损伤
的康复

第一节 康复的目的和原则

将功能恢复到受伤前的水平

康复的目的不仅在于使运动损伤达到临床治愈标准,更在于使伤者用尽可能短的时间将运动能力甚至竞技水平恢复至受伤前的状态,并避免在后续运动中再次受伤。

安全回归运动

为安全回归运动,避免运动损伤治愈后再次受伤,运动者需要通过完整的康复训练,并在训练过程中没有出现新的损伤症状。而在回归运动后,运动者还需经历一段时间的过渡期。过渡期的长短取决于运动项目对运动者的要求、运动者在运动中所处的位置以及运动强度。

先说运动项目的要求以及运动者在运动中所处的位置。

以足球为例,下肢损伤康复的守门员可以打一整场比赛,而同样伤情的中锋却可能面临有限的上场时间。这是因为中锋在一场比赛中跑动的距离要远远超过守门员。与之相似的是,与肩部受伤的中锋相比,肩部受伤的守门员在回归运动后需要经历更长的过渡期。这是因为守门员在比赛中会更多地使用肩关节(尤其是倒地侧扑接球)。

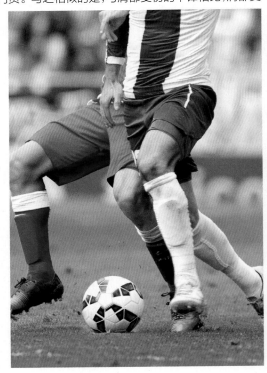

再说运动强度。不同的比赛任务,运动强度不同。仍以足球为例,普通比赛的运动负荷和再次受伤的风险远远小于重要比赛(淘汰赛、季后赛和总决赛等)。

由此可见,为顺利走过过渡期,安全回归运动,运动者需要个性化的康复方案。而要做到这一点,方案设计者应尽可能详细地了解运动者受伤前的运动数据。同时,方案设计者还必须考虑预防运动者再次受伤的措施。在通过康复方案获得足够的基础力量、耐力、灵活性以及柔韧性之前,运动者绝不能轻易地回归运动,否则极易再次受伤。

将再次受伤的风险降至最低

因为既往的损伤经历是再次受伤的最大风险因素，所以一旦运动者回归运动，就需要对其运动状态进行详细监控。而需要强调的是，即便运动者完全回归运动，监测其运动中的体力负荷仍然很重要。因为监测运动者的体力负荷有助于康复方案设计者确定运动者回归运动后的过渡方式，同时确保将运动者再次受伤的风险降至最低。

康复方案多种多样，不同的设计者、运动者、赛场角色要求和比赛强度均会对康复方案的制订产生影响。所以，康复方案应该在遵循以下几个原则的基础上根据具体情况制订。

1 避免恶化

在制订方案时要格外注意避免加重伤情。应时刻观察运动者受伤部位的情况，明确受伤组织对康复措施的反应，关注运动者在康复期间对受伤部位的自我感觉和协调能力。

2 依从性

时刻注意运动者的依从性。制订康复方案时，要根据运动者的能力和心理状态，选择运动者较为依从的计划，并时刻关注运动者的执行情况。

3 合理排序

康复方案所使用的治疗方法或训练手段，应基于损伤严重程度、愈合各个阶段的生理变化以及受伤组织对治疗或训练的反应合理排序，使得康复方案让运动者的身体和心理都充分耐受。

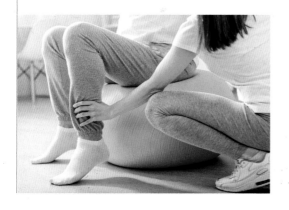

4 时机掌握

运动者受伤后，康复方案应尽早实施，以免长时间制动和休息弱化运动者的运动能力。但在实施康复方案时，应注意各阶段的时序和相邻阶段过渡的标准，避免激进的康复方案对运动者产生负面影响。

5 个体化

对运动者的康复进程产生影响的因素有很多，如既往损伤史、损伤严重程度、康复者的主观意愿、损伤并发症以及内部或外部因素导致的心理压力。因此，康复方案的制订和执行，都应基于运动者的个人反应。

6 监测强度

密切监测康复方案所使用的治疗方法或训练手段的强度，确保愈合组织受到足够的刺激，方案不断取得正向进展，而不破坏愈合过程或对运动者的积极性和依从性产生负面影响。

7 整体观

康复方案虽然侧重于特定的受伤组织，但仍应注意减少对运动者整体健康和体能水平的影响。在对受伤部位实施必要的康复方案时，必须最大限度地调动未受的组织和系统，以保持运动者的整体运动能力。

第二节 康复的主要内容和阶段

运动损伤康复的主要内容

康复方案的具体内容会根据运动者的病理状况和个体需求有所变化,并在大多数情况下受设计者知识、能力的限制。但是,不论任何情况,康复方案都应考虑以下内容。

1 运动范围

实现受损组织恢复完整的运动功能,需要完全不受限制的运动范围。导致受损组织运动范围受限的因素很多,包括疼痛、肿胀、瘢痕组织、粘连、异物、控制关节的肌肉不灵活以及肌肉力量不足等。而强调早期运动和负重的康复方案能带来较好的结果。

2 灵活性

最大限度地提高关节周围肌肉的灵活性,可以最大限度地减少紧绷的肌肉组织对关节运动的影响。当肌肉灵活性不足时,最好通过静态和动态拉伸使肌肉得以充分锻炼。

3 心肺耐力

心脏和肺部的协调运作对体育运动和日常生活至关重要。可以通过最大摄氧量、血容量、每搏输出量以及静息心率来监测心肺健康水平。在康复方案中加入心肺功能练习可以促进运动者恢复健康,更快地回归活动。

4 肌肉力量、耐力和爆发力

为了提供支撑、稳定性并促进运动,肌肉必须能够施加力量来抵抗阻力。此外,肌肉还必须具有长时间反复收缩的能力。肌肉力量、耐力和爆发力可以通过等长、等速、渐进式抗阻等方式来锻炼。

5 本体感觉和神经肌肉控制

平衡性、协调性和敏捷性对于恢复完整的运动功能以及最大限度地减少受伤或再受伤的风险至关重要。因此,锻炼本体感觉,恢复平衡性、协调性和敏捷性的神经肌肉练习应纳入康复方案。

6 功能进展

在解决运动范围、肌肉力量不足且运动者已经恢复足够的本体感觉和神经肌肉控制后,可以将受控环境中的特定活动加入康复方案。如此,已愈合的受损组织将参与运动中的力学传递,逐步适应和恢复协调运动。

运动损伤康复的阶段

一、急性期

一般为伤后的1~3天。事实上,人体组织一旦受伤,康复过程的急性期就开始了。作为对组织损伤的反应,生理愈合过程自发启动。

1 急性期的治疗目标

在急性期，组织损伤导致局部脉管系统损伤，而与血管损伤相关的出血会引发血管收缩，继而是缺氧环境下的反射性血管舒张。因此，急性期的主要症状包括疼痛、肿胀和功能丧失。对此，急性期的康复治疗将包括以下目标：控制疼痛、减少水肿和血肿、保护愈合组织。而要实现这些目标，首先要处理受伤部位，处理原则包括 PRICE 原则等。

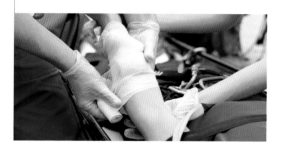

2 急性期的治疗方法

伤情发生几小时后，受伤部位应急处理结束，接下来的工作就是控制炎症。因为细胞间隙中聚集的体液、破裂的血管中流出的血液以及炎症副产物会导致组织水肿和血肿，所以减少水肿和血肿重在清除受伤组织周围的积液。当然，确保受伤组织不再受可引起额外炎症的破坏力的影响也很重要。

在急性期，采取的治疗方式应不会提高受损组织的温度，如冷冻疗法和非热超声。为控制疼痛，可采用电刺激，并与冷冻疗法结合使用。还可继续使用抬高和加压以最大限度地减轻水肿和血肿。当然，更应尽量减少针对受伤组织的治疗性训练，以免对受伤组织造成压力，破坏血凝块形成。可以考虑对未受伤部位进行训练，尽量减少缺乏运动带来的负面影响。

二、修复期

急性期结束之后就是修复期。修复期的主要工作是恢复受损组织的力量和运动范围，让运动者针对回归运动做好身体需求方面的准备，并继续保持未受伤部位的功能。

1 修复期的治疗目标

进入修复期，受损组织仍存在一定程度的水肿（由炎症引起），这导致受损组织活动范围受限。又因为肌肉抑制和愈合组织尚未稳定，受伤部位力量不足，功能障碍继续存在。但是，一旦受损组织边界清晰化，炎症产物被清除，组织再生就开始了。首先发生的是血管生长——留存在损伤边缘区域的血管生长至损伤区域。在修复期，充足的氧气供应对受损组织愈合很重要，因为代谢活动增加并且严重依赖氧气。因此，修复期的治疗目标集中在控制炎症的影响，保护受损组织瘢痕的形成。

减轻水肿和恢复活动范围对运动者顺利进入下一阶段的康复非常重要。因此，在修复期可以开始提高肌肉组织柔韧性的练习。

2 修复期的治疗方法

进入修复期，采取的治疗方式可以从冷冻疗法发展到热疗法。当然，热疗后也可能继续使用冷冻疗法，以尽量减少治疗引起的任何炎症。为了消除水肿，可以考虑按摩、间歇加压和超声波治疗。

为促进关节活动范围恢复，可将扩大活动范围和提高柔韧性的练习相结合，使关节逐渐恢复完全不受限制的活动范围的能力。在开始肌肉练习时，应首先使用等长训练，因为它可以增加力量而无须全范围地活动关节。同时，应通过不对受损组织造成压力的训练来维持心肺耐力。例如，如果运动者不能舒适地跑步或有负重禁忌，就可以使用卧式自行车。在疼痛和功能允许的情况下，可以尝试需要负重的功能训练。

三、功能恢复期

功能恢复期是运动损伤康复的最后一步。这一步时间最长,特点是逐步增加受损组织的强度和稳定性,并专注于功能性的特定运动。根据损伤严重程度和损伤康复过程的长度,功能恢复可以细分为侧重于力量和稳定性的早期阶段和针对功能性技能的后期阶段。

1 侧重于力量和稳定性的早期阶段

恢复受损组织的全范围活动和周围肌肉力量是早期阶段的治疗焦点,因为它们对开始功能性运动很有必要。在这一阶段,已愈合的受损组织仍然缺乏抗拉强度。肌肉萎缩也有可能成为一个不容忽视的问题。虽然受损组织的活动范围得以恢复,但直到这个阶段的某个时候才能完全实现自主活动。此外,周围肌肉组织的力量缺陷持续存在,其灵活性仍显不足,而功能性的特定运动需要相关关节充分、不受限制的活动。

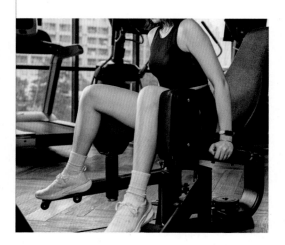

2 针对功能性技能的后期阶段

一旦受损组织的全范围活动和周围肌肉力量得以恢复,针对功能性技能的后期阶段就开始了。恢复功能性技能包括重建神经肌肉控制,如恢复神经肌肉的协调性、平衡性、敏捷性和力量。因此,对神经肌肉控制的监测将是这一阶段重要的工作内容。针对功能性技能的训练应按强度和难度进行细分,以便逐步开展。在这一阶段,还应保持心肺耐力和灵活性。

在后期阶段,应评估每种治疗方式带来的具体适应证和生理反应,使治疗方式与要达到的治疗目标保持一致。在这一阶段,可能需要使用热疗和超声波治疗来促进受损组织温度升高,增强其血液循环和营养。还要进行以增强神经肌肉控制为重点的电刺激。如果关节活动仍然受限,则可采用关节松动技术。

随着受损组织变得强韧和稳定,可继续进行各种强化练习,重点是渐进式阻力练习和等速运动,在不同速度的情况下引入持续阻力以强化训练效果。还应开展神经肌肉控制练习以恢复其运动功能。这些练习包括平衡性、本体感觉练习,高强度跳跃和着陆练习。最大化拉伸反射则可用于恢复运动速度、力量和效率。训练完全回归运动所需的技巧性动作要安排以一定的逻辑顺序,使难度和强度逐渐增加。比如,踝关节扭伤康复的运动者,其功能性技能训练应开始于慢跑,接着是"8"字形慢跑,然后是"Z"字形跑,最后是踝部指令性动作。一旦这些训练全部完成,就可以提高完成练习的速度,继而根据运动者的反馈,设计更多更复杂的训练动作。在后期阶段,心肺耐力的训练也应以某种方式继续开展,可以穿插在功能性技能训练期间。

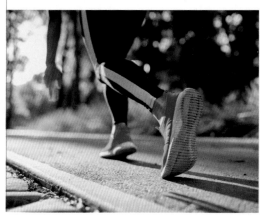

回归运动之前的评估

在完全回归运动之前,需要对运动者进行完整细致的评估,以确保运动者满足回归运动的标准,这是康复最关键的部分。因为康复方案设计者的知识限制和运动项目不同,所以回归运动的标准很难达成一致。但一般来说,标准应考虑以下内容。

一、 常见评估项目

1 健康状况评估

包括体征、症状、病史和功能测试。

2 运动风险评估

包括运动类型、参与位置、比赛水平和保护受伤结构的能力。

3 社会因素评估

包括参与时机、内部和外部压力、利益冲突等。

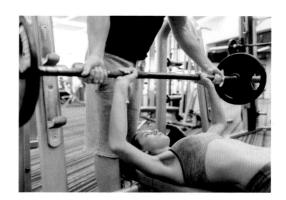

二、 其他评估因素

在决定让运动者恢复到受限或完全地参与运动时,还需考虑这些关键因素: 愈合过程的状态、完全不受限制的运动范围、与双侧肢体相等的力量、足够的神经肌肉控制、本体感受保护机制和适当的心肺健康水平等。在康复过程的最后阶段,需要评估运动者全速展示特定活动技能的能力,以及对受伤肢体康复的信心。回归运动前,治疗者应与运动者充分讨论恢复运动的任何潜在风险,提供继续康复的指导和建议,并评估运动者恢复运动的心理准备情况。

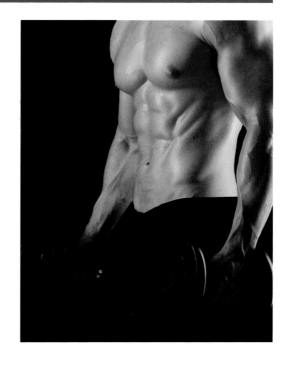

第三节 常见的康复训练

上肢运动损伤康复训练

直立哑铃推举

运动类型： 力量

锻炼关节： 肩关节、肘关节、腕关节

锻炼肌肉： 三角肌、肱三头肌

1 身体直立，双脚分开与肩同宽。双手各持一只哑铃，手臂在身体两侧自然下垂，掌心相对。将哑铃慢慢提起，直至上臂与地面接近平行，前臂与地面垂直。

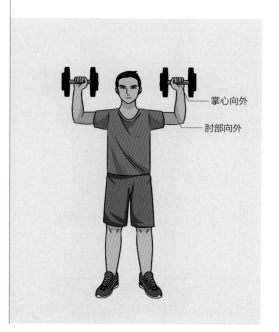

掌心向外

肘部向外

2 将哑铃向上推举，同时呼气，直至手臂自然伸直，哑铃到达头部上方。哑铃在头部上方稍稍停留，感受肩部的收缩。然后将哑铃慢慢放回起始位置，同时吸气。以上为一次完整动作。

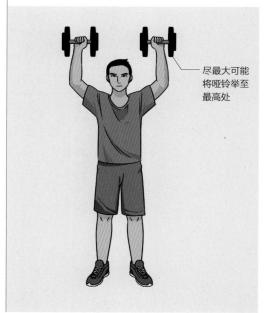

尽最大可能将哑铃举至最高处

直立哑铃交替前举

运动类型：力量

锻炼关节：肩关节、肘关节、腕关节

锻炼肌肉：三角肌前部、喙肱肌

注意事项

◆ 前举和放回时全身保持直立，两臂保持伸直。

◆ 以肩部为轴心，整条手臂与哑铃成为一个整体做圆弧运动，手心始终向下。

◆ 动作过程中，控制腰部，避免其受伤。

◆ 哑铃较重，手臂处于平行即可，以免受伤；哑铃较轻，可最高举至头顶前上方。

1 身体直立，双脚分开与肩同宽。双手各持一只哑铃，放于大腿前侧。下沉肩部，左手向前举起哑铃，同时呼气，举至手臂与地面平行。左手慢慢放回初始位置，同时吸气。

2 右手向前举起哑铃，举至手臂与地面平行。以上为一次完整动作。

如自身力量允许，哑铃可举至头顶前上方

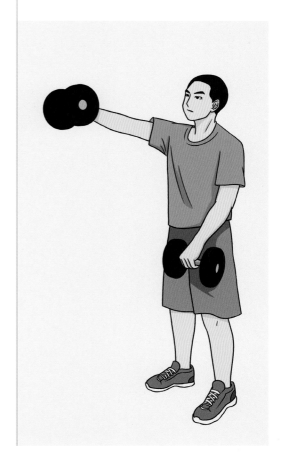

直立哑铃侧平举

运动类型： 力量
锻炼关节： 肩关节、肘关节、腕关节
锻炼肌肉： 三角肌中部、斜方肌上部、冈上肌

注意事项

◆ 平举和放回过程中，肘部和腕部始终微屈。
◆ 平举和放回过程中，上身不可前后摆动，但可以耸肩。
◆ 不要用甩的方式举哑铃。
◆ 将哑铃举到手臂与地面平行即可。

1 身体直立，双脚分开与肩同宽。双手各持一只哑铃，放于大腿前侧。

2 手臂伸直，肘部微屈，将哑铃向身体两侧平举，同时呼气，直至手臂与地面平行。在顶端稍稍停留，感受肩部的收缩，然后将哑铃慢慢放回起始位置，同时吸气。以上为一次完整动作。

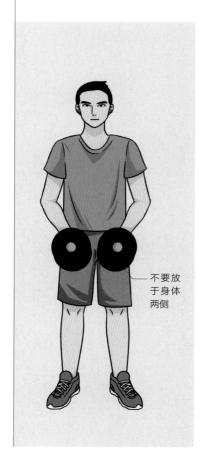

不要放于身体两侧

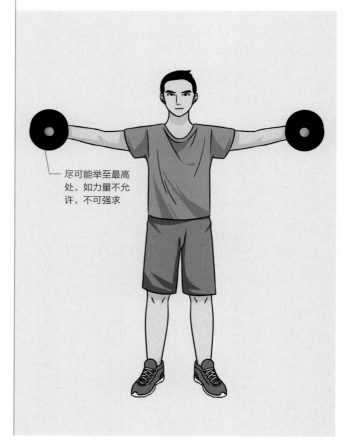

尽可能举至最高处，如力量不允许，不可强求

直立哑铃交替弯举

运动类型： 力量
锻炼关节： 肘关节、肩关节、腕关节
锻炼肌肉： 肱二头肌、肱肌、肱桡肌

注意事项

- ◆ 动作过程中，腕部固定，不可向上或向后。
- ◆ 弯举时不可施以猛力，以免拉伤肩部和上臂。

1 身体直立，双脚分开与肩同宽。双手各持一只哑铃，手臂在身体两侧自然下垂，掌心相对。下沉肩部，右手向前举起哑铃，同时呼气，举至手臂与地面平行。右手慢慢放回初始位置，同时吸气。

2 左手向前举起哑铃，举至手臂与地面平行。以上为一次完整动作。

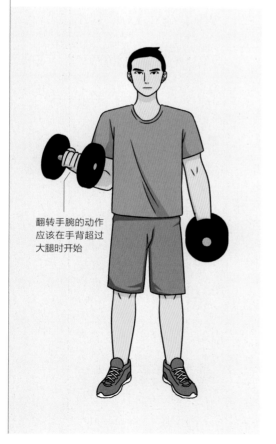

翻转手腕的动作应该在手背超过大腿时开始

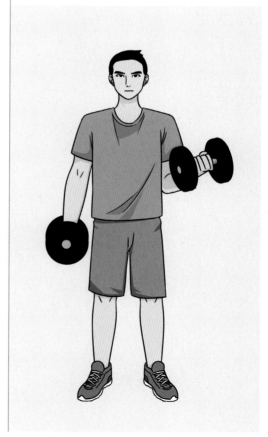

俯卧撑

运动类型：力量

锻炼关节：肩关节、肘关节、腕关节

锻炼肌肉：胸大肌、三角肌前部、肱三头肌

注意事项

◆ 做俯卧撑前，应做好热身运动，舒展肌肉，以免运动过程中肌肉僵硬导致受伤。

◆ 长期做俯卧撑易对指关节、腕关节及肩关节造成较大压力和冲击，引发疼痛和损伤，因此平时应对这些关节多加保养。

1 俯身，双手撑地，伸直手臂，间距与肩同宽或略宽于肩。双脚伸直，两腿并行。脚尖撑地，收紧腰腹，头略抬。

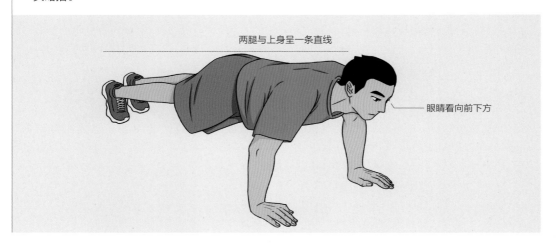

两腿与上身呈一条直线

眼睛看向前下方

2 保持身体挺直，慢慢弯曲手臂使身体下降，同时吸气。直至胸部接近地面，并略做停顿。伸直手臂，将身体撑回起始位置，同时呼气，在顶端稍稍停留。以上为一次完整动作。

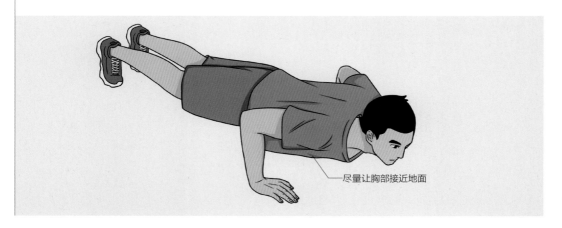

尽量让胸部接近地面

双臂肩后伸展

运动类型：拉伸

锻炼关节：肩关节、肘关节、腕关节

锻炼肌肉：三角肌后部、肱三头肌、背阔肌

注意事项

◆肩部向后绷紧，不可向前倾。

身体直立，双脚分开与肩同宽。双手交叉握紧，放在背后，手心朝上。手臂伸直，慢慢将手臂抬高。抬至所能承受的最高位置，稍稍停留再放回起始位置。以上为一次完整动作。

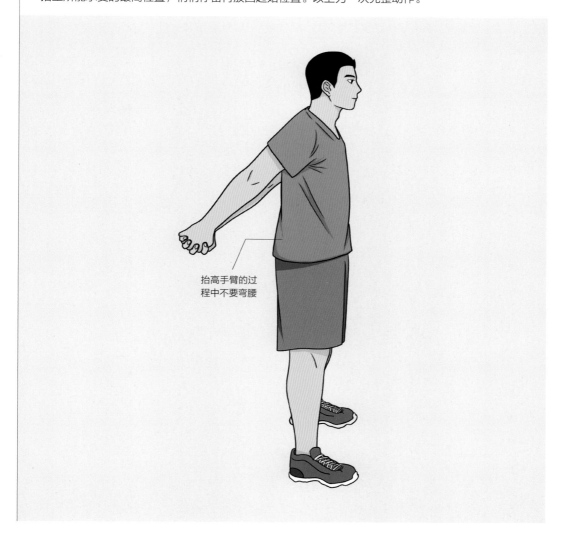

抬高手臂的过程中不要弯腰

靠墙胸部拉伸

运动类型： 拉伸

锻炼关节： 肩关节、肘关节、腕关节

锻炼肌肉： 胸大肌、肱二头肌

侧身站在墙壁或其他固定点旁边，将左手掌放在略靠上身后方处，稍高于肩部。双脚分开与肩同宽。左臂伸直，略微扭转上肩部远离支撑点，并转身背对着它。这时将感受到手肘前部的张力，在回到起始点之前保持 5 秒。换右手重复动作。以上为一次完整动作。

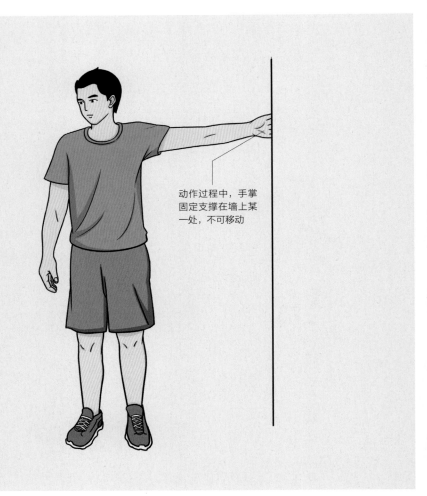

动作过程中，手掌固定支撑在墙上某一处，不可移动

坐姿正握杠铃手腕弯举

运动类型： 力量

锻炼关节： 腕关节

锻炼肌肉： 前臂伸肌

注意事项

◆ 动作过程中，身体保持同一姿势，除手腕外，全身其他部位不动。

1 坐在平板凳上，上身前倾。双手掌心向下，正握杠铃，距离略窄于肩。前臂贴近大腿，腕部置于凳子边缘。收缩前臂将杠铃尽可能高地向上弯举，同时呼气。

2 在顶端稍稍停留，然后慢慢将杠铃下放到尽可能低的位置，同时吸气。以上为一次完整动作。

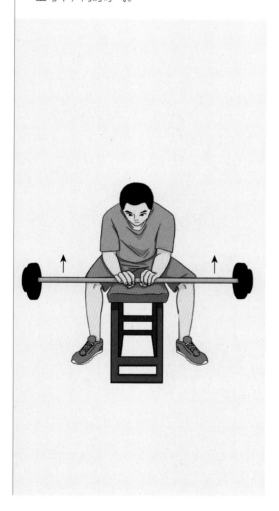

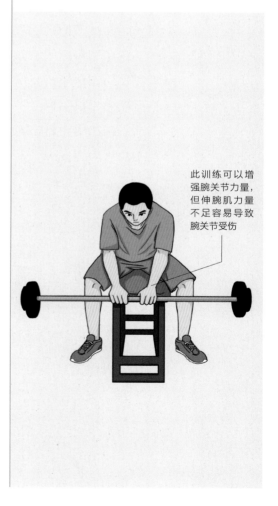

此训练可以增强腕关节力量，但伸腕肌力量不足容易导致腕关节受伤

坐姿反握杠铃手腕弯举

运动类型： 力量

锻炼关节： 腕关节

锻炼肌肉： 前臂屈肌

坐在平板凳上，上身略微前倾。双手距离略窄于肩，反握杠铃，手掌朝上。将肘部架在平板凳上，掌心向上。收缩前臂将杠铃尽可能高地向上弯举，同时呼气。在顶端稍稍停留，然后慢慢将杠铃下放到尽可能低的位置，同时吸气。以上为一次完整动作。

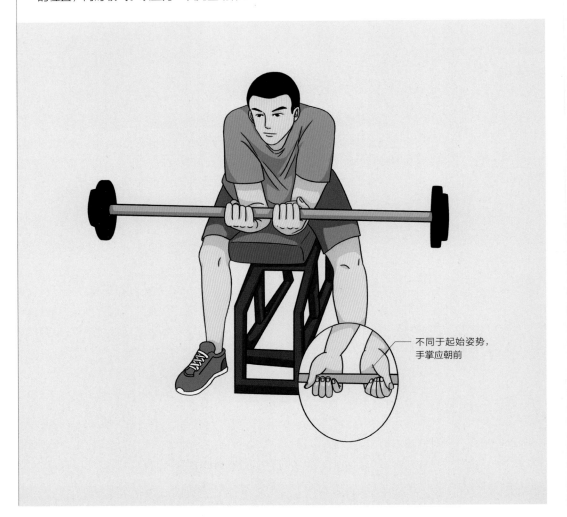

不同于起始姿势，手掌应朝前

杠铃片抓握

运动类型：力量
锻炼关节：腕关节
锻炼肌肉：前臂肌、手部屈肌

注意事项

◆ 若个人力量不足，则坚持时间不宜太久，以免因杠铃片坠落砸伤足部或其他部位。如果感觉杠铃片将要滑脱出手，可慢慢弯曲膝盖，保持背部挺直，将杠铃片放在地板上。

身体直立，双脚分开与肩同宽。双手同时抓握两个杠铃片，使其光滑面朝外。手臂在身体两侧自然下垂，掌心相对，双手同时发力，拇指和其他四指一同挤压杠铃片。尽可能持久地保持这个姿势。以上为一次完整动作。

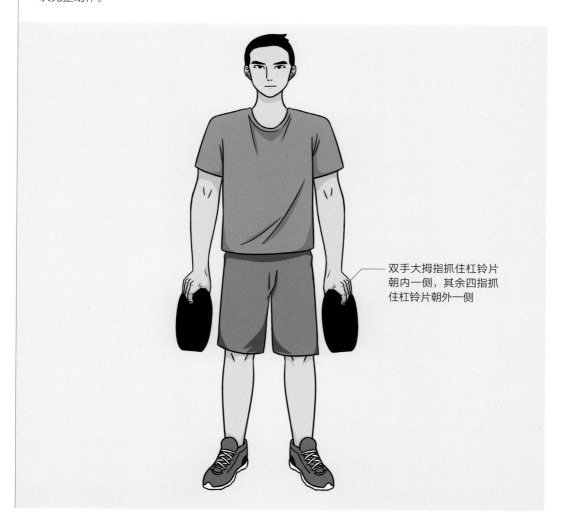

双手大拇指抓住杠铃片朝内一侧，其余四指抓住杠铃片朝外一侧

屈腕拉伸

运动类型：拉伸

锻炼关节：腕关节

锻炼肌肉：前臂肌、腕背伸肌

注意事项

◆ 动作过程中，注意伸直双手，将牵拉痛感控制在可接受的范围内。

身体直立，双脚分开与肩同宽。手臂在身体两侧自然下垂，掌心相对。向前伸直右手，掌心向后，指尖向下。伸出左手，抓住右手手背，朝内压右手腕关节。换左手重复动作。以上为一次完整动作。

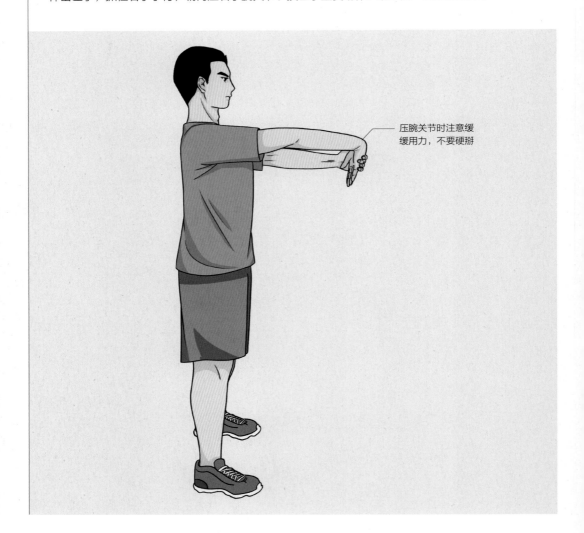

压腕关节时注意缓缓用力，不要硬掰

绕绳

运动类型：力量

锻炼关节：腕关节

锻炼肌肉：前臂肌

身体直立，双脚分开与肩同宽。双手正握并平举杠铃杆，杠铃杆中部悬挂一个小杠铃片。双手依序扭动杠铃杆，绕动悬绳，将小杠铃片慢慢向上拉起至最高处。双手依序扭动杠铃杆，松动悬绳，将小杠铃片慢慢向下放至最低处。以上为一次完整动作。

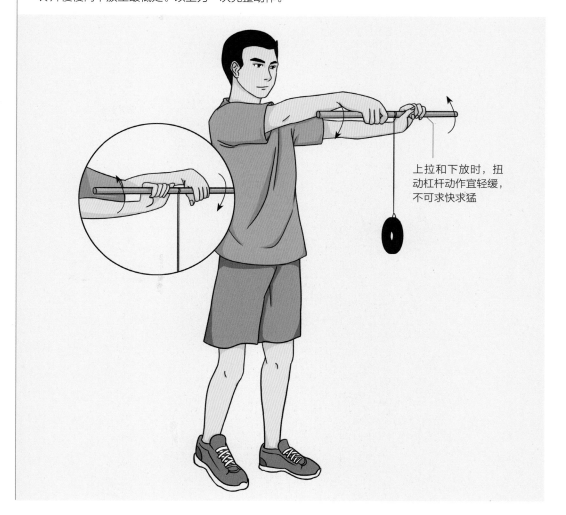

上拉和下放时，扭动杠杆动作宜轻缓，不可求快求猛

手掌向外前臂拉伸

运动类型： 拉伸

锻炼关节： 腕关节、肘关节

锻炼肌肉： 前臂肌

注意事项

◆ 手掌翻动后，手臂伸直，和地面平行。

■ 身体直立，双脚分开与肩同宽。双手向前伸出，掌心相对，手指交叉。将手指交叉的左右手掌自内而外翻动。伸直手臂，保持手掌朝外的姿势，感受手臂的拉伸感。以上为一次完整动作。

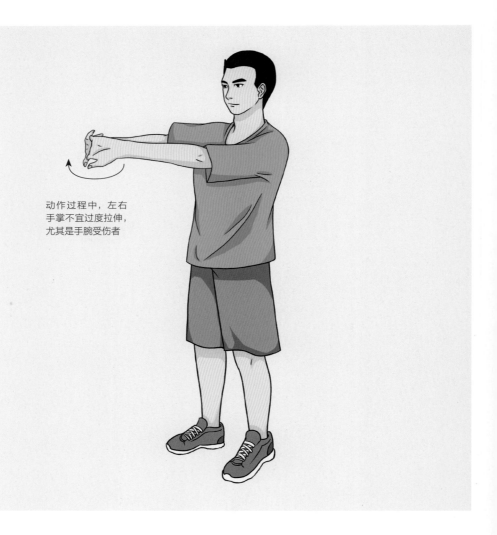

动作过程中，左右手掌不宜过度拉伸，尤其是手腕受伤者

旋转手腕拉伸

运动类型：拉伸

锻炼关节：腕关节、肘关节

锻炼肌肉：前臂肌

注意事项

◆ 动作不宜太急太猛，以免过度伸展造成腕部损伤。

1 身体直立，双脚分开与肩同宽。双手向前伸出，与地面平行。左手手腕往下翻转后再往外侧翻转，然后用右手帮助左手手腕进一步向上翻转。保持这个姿势，感受左手手腕的拉伸感。

2 换右手重复以上动作。以上为一次完整动作。

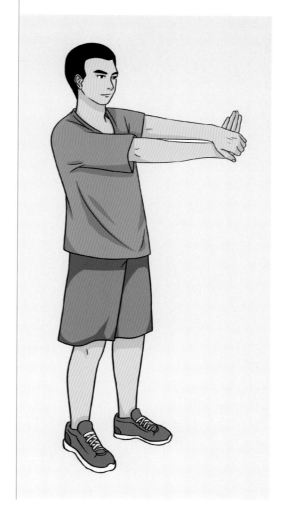

手指挤压

运动类型：力量

锻炼关节：指关节

锻炼肌肉：指屈肌

注意事项

◆ 捏握弹力圈的过程中是指关节发力，而不是掌指关节发力。

1 坐位或站位，身体直立，双脚分开与肩同宽。双手各握持一只弹力圈。举起右手，大拇指在下，其余四指在上，指关节发力捏握弹力圈，尽可能使大拇指与中指靠近。

2 换左手重复以上动作。以上为一次完整动作。

捏握弹力圈时量力而为、循序渐进，不强求中指与拇指触碰

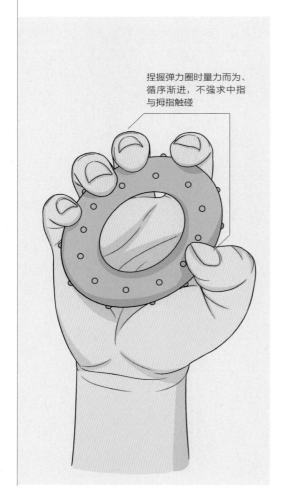

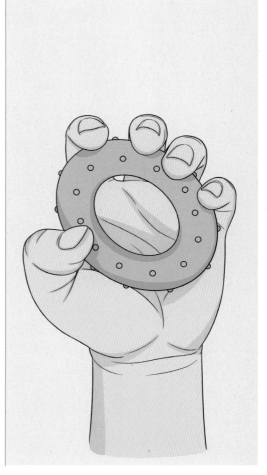

手指张开

运动类型：力量

锻炼关节：指关节、掌指关节

锻炼肌肉：指伸肌

注意事项

◆ 撑开弹力圈时量力而为，循序渐进。

1 坐位或站位，身体直立，双脚分开与肩同宽。双手各持一只弹力圈，五指套入弹力圈中。举起右手，指关节、掌指关节一同发力，撑开弹力圈，尽可能使大拇指远离其余四指。

2 换左手重复以上动作。以上为一次完整动作。

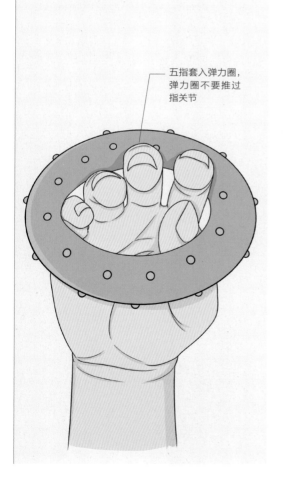

五指套入弹力圈，弹力圈不要推过指关节

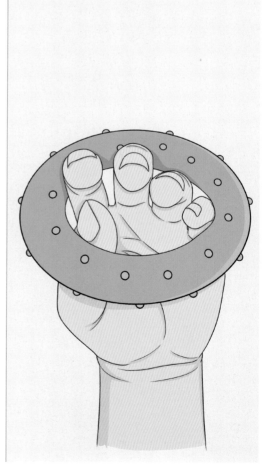

手指拉伸

运动类型：拉伸

锻炼关节：指关节、掌指关节

锻炼肌肉：拇指屈肌、拇指收肌

注意事项

◆ 手臂发力挤压之前，双手手指接触保持稳固。

身体直立，双脚分开与肩同宽。双手抬起，放于胸前，掌心相对，大拇指在下，其余四指在上，手指两两相对，双手间空隙呈菱形。手臂发力，挤压双手，使菱形区域变得更长更窄，感受指关节、掌指关节的拉伸感。以上为一次完整动作。

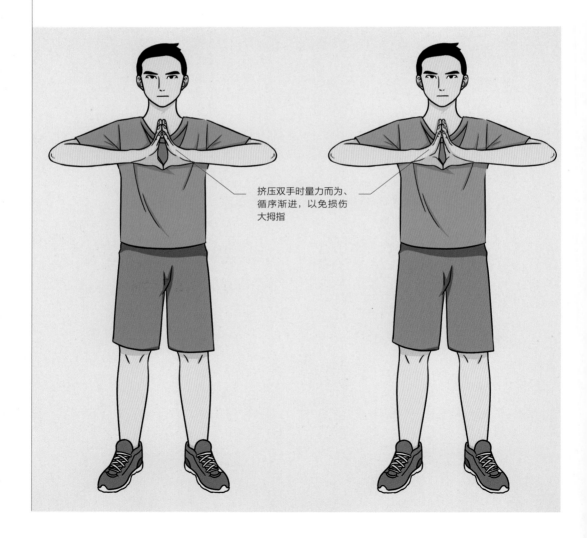

挤压双手时量力而为、循序渐进，以免损伤大拇指

大拇指拉伸

运动类型：拉伸

锻炼关节：拇指腕掌关节

锻炼肌肉：拇指屈肌、拇指收肌

注意事项

◆ 拉伸大拇指时，拉力应适当，以免损伤大拇指。

1 身体直立，双脚分开与肩同宽。抬起右手，手掌向上。左手大拇指勾住右手大拇指。左手发力，将右手大拇指向下拉，使它伸展开，感受大拇指的拉伸感。

2 换左手重复以上动作。以上为一次完整动作。

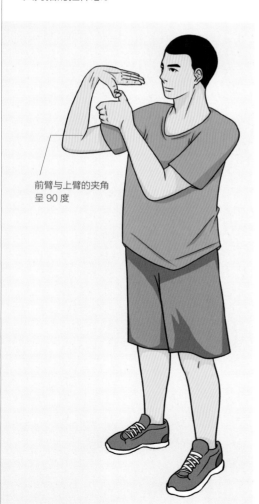

前臂与上臂的夹角呈 90 度

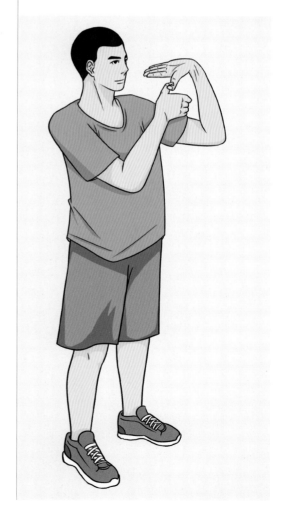

背部及脊柱运动损伤康复训练

俯身杠铃划船

运动类型：力量

锻炼关节：肩关节、肘关节

锻炼肌肉：肱二头肌、背阔肌、三角肌后部、大圆肌、小圆肌、冈下肌、菱形肌、斜方肌

注意事项

◆ 提起和放下杠铃的过程中，避免耸肩和弓背，挺胸，两肩下沉。

◆ 提起和放下杠铃时，缓缓用力。

1 双手正握杠铃，膝盖略微弯曲，上身弯腰前倾，同时保持背部挺直。双臂自然下垂，目视前方。收缩背部肌肉，以划船的轨迹将杠铃提起，同时呼气。

2 在顶端稍稍停留，然后慢慢回到起始位置，同时吸气。以上为一次完整动作。

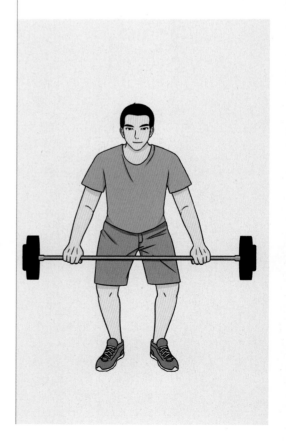

不确定该用多重的杠铃的情况下，先选用较轻的杠铃

单手哑铃划船

运动类型：力量

锻炼关节：肩关节、肘关节

锻炼肌肉：肱二头肌、肱肌、肱桡肌、背阔肌、三角肌后部、大圆肌、菱形肌、斜方肌

1　将哑铃放在平板凳的两侧，左腿跪在凳子上，左手也放在凳子上支撑身体。右手拿起地上的哑铃，手臂自然下垂，掌心向内。呼气的同时，用背部的力量将哑铃上拉到胸部侧面，上身保持不动。在顶端稍稍停留，感受背部的肌肉收缩，然后缓缓将哑铃降回起始位置，同时吸气。

2　换左手重复以上动作。以上为一次完整动作。

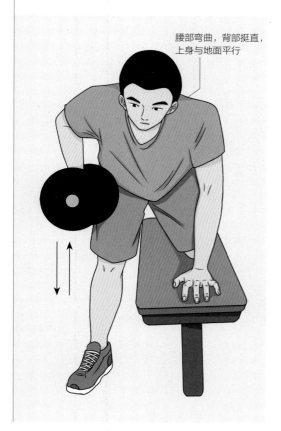

腰部弯曲，背部挺直，上身与地面平行

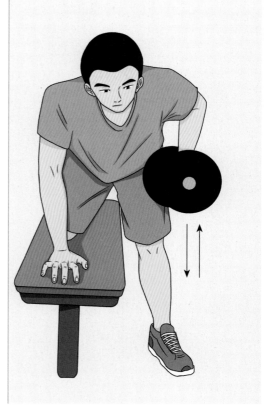

正握引体向上

运动类型：力量

锻炼关节：肩关节、肘关节

锻炼肌肉：肱二头肌、肱肌、肱桡肌、背阔肌、三角肌后部、大圆肌、胸大肌、菱形肌、斜方肌

注意事项

◆ 不要摇晃身体或利用动能完成引体向上。

◆ 引体向上的过程中，避免耸肩和弓背，挺胸，两肩下沉。

正握引体向上杆，自由悬挂，手臂伸直。吸气的同时，手肘弯曲，盂肱关节内收向上拉起，试着让下巴超过手掌。在动作达到顶端时停顿一会儿，然后下降还原至起始位置，同时呼气。以上为一次完整动作。

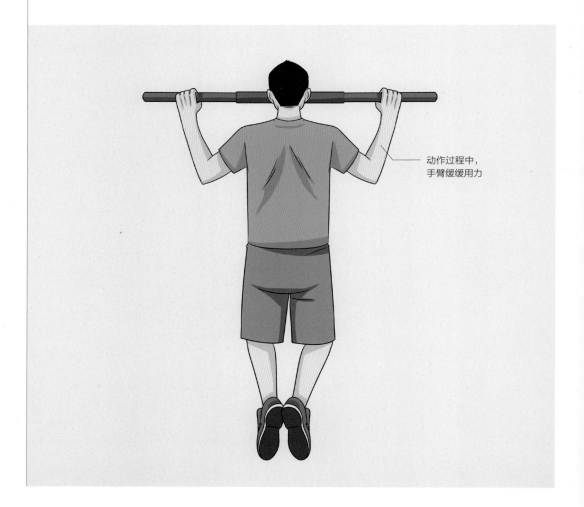

动作过程中，
手臂缓缓用力

早安式

运动类型：力量

锻炼关节：脊柱、髋关节

锻炼肌肉：腘绳肌、腹肌、臀肌、腰背肌

注意事项

◆ 选择杠铃要谨慎，不确定时就用较轻的杠铃，以免因杠铃过重发生意外。

1 身体直立，挺胸抬头，双脚分开与肩同宽，肩胛骨并拢，膝盖微微弯曲，在肩部后方架起杠铃。双腿固定，髋部弯曲让身体向前倾斜，吸气。身体降低直至与地面平行。

2 吐气，身躯向上抬，举起杠铃，还原至起始位置。以上为一次完整动作。

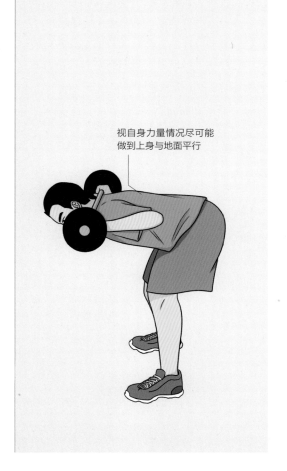

视自身力量情况尽可能做到上身与地面平行

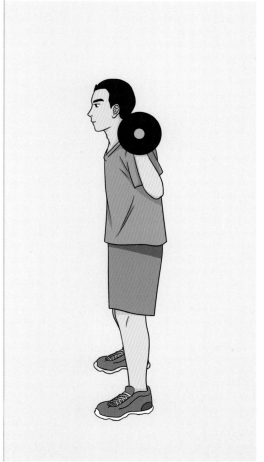

交替手臂/腿举起

运动类型： 力量

锻炼关节： 脊柱

锻炼肌肉： 腹部、背部、肩部肌肉

1 双手撑地，跪在地上，背部挺直，与地面平行。

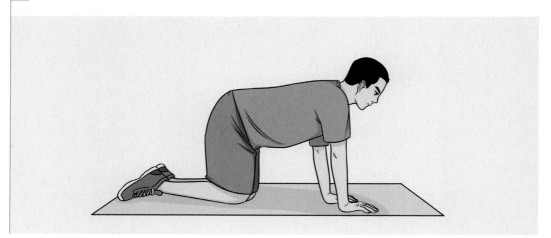

2 吸气，左臂抬起与肩同高，指尖向前伸展，抬起右腿和地面平行，脚趾向后伸展。伸展肢体的同时，拉长脊柱，头顶向前伸，尾骨向后伸。稍稍停留后，恢复撑地跪姿。换右手和左腿重复以上动作。 以上为一次完整动作。

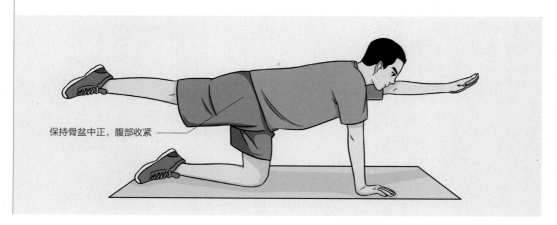

保持骨盆中正，腹部收紧

仰卧屈膝滚伸

运动类型：拉伸
锻炼关节：脊柱
锻炼肌肉：竖脊肌、腹直肌、腹外斜肌

注意事项

◆ 转动过程中，肩部不可离开地面，腹部保持紧张状态，动作协调且连贯。

躺在地上，手臂打开，掌心朝上，微微握拳，两臂与身体形成一个 T 字，双腿屈曲，大腿与小腿的夹角呈 45 度，脚掌触地。保持两腿并拢的姿势，将腿部转向身体一侧，感受腰腹部的牵拉感，稍稍停顿后转向另一侧。以上为一次完整动作。

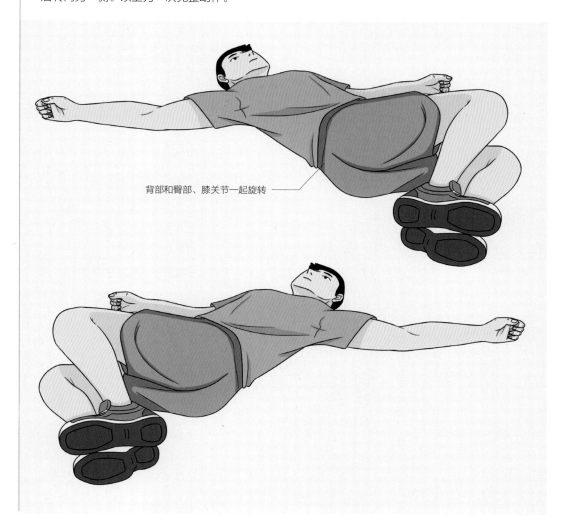

背部和臀部、膝关节一起旋转

跪姿屈膝前臂伸展

运动类型： 拉伸

锻炼关节： 肩关节、胸椎

锻炼肌肉： 肩部肌肉、胸大肌、喙肱肌、背阔肌、
竖脊肌、多裂肌

注意事项

◆ 使用弹性地垫，减少脚踝所受压力。

跪在地上，前倾上身，直到臀部贴近脚跟，两臂向前伸展，双手手掌贴地。双手贴地向前滑行，前倾上身，保持肘部伸直。放低胸部，将头置于两臂之间，感受背部和肋骨的拉伸感。以上为一次完整动作。

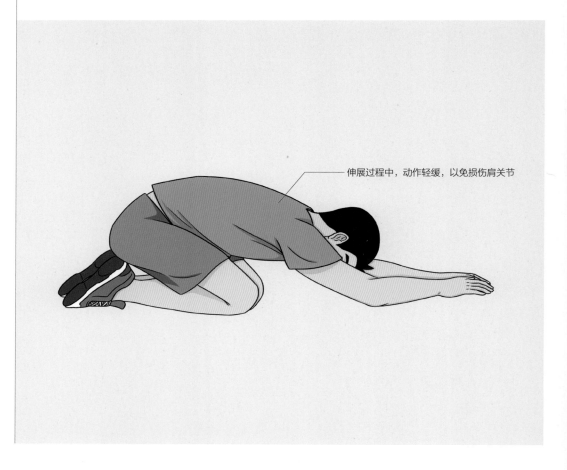

伸展过程中，动作轻缓，以免损伤肩关节

下肢运动损伤康复训练

弓步转体拉伸

运动类型：拉伸

锻炼关节：髋关节、膝关节、肩关节

锻炼肌肉：髂腰肌、背阔肌、竖脊肌

注意事项

◆ 拉伸过程中，挺胸收腹。要垂直缓慢下压，控制前腿膝盖和后脚尖的方向。

身体直立，右腿向前迈出一大步，膝盖不要超过脚尖，右手臂放在大腿上；左腿膝盖着地，小腿紧贴地面。上身缓缓下压，举起左臂，向身体右侧充分伸展，感受拉伸感。换左腿迈大步，右腿膝盖着地，举起右臂向身体左侧充分伸展。以上为一次完整动作。

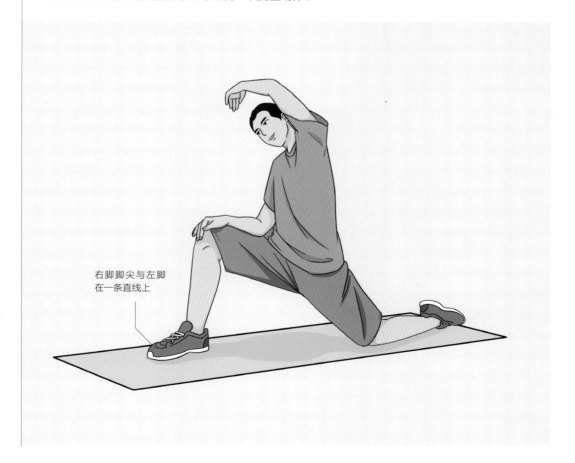

右脚脚尖与左脚在一条直线上

托马斯拉伸

运动类型：拉伸

锻炼关节：髋关节、膝关节

锻炼肌肉：腰大肌、阔筋膜张肌、股直肌

■ 面朝上躺在桌子上，双腿膝盖在桌边自然下垂，小腿垂直于地面并悬空。右腿膝盖向上抬起，用双手抱住，缓缓下压，使其贴近胸部。换左腿完成以上动作。以上为一次完整动作。

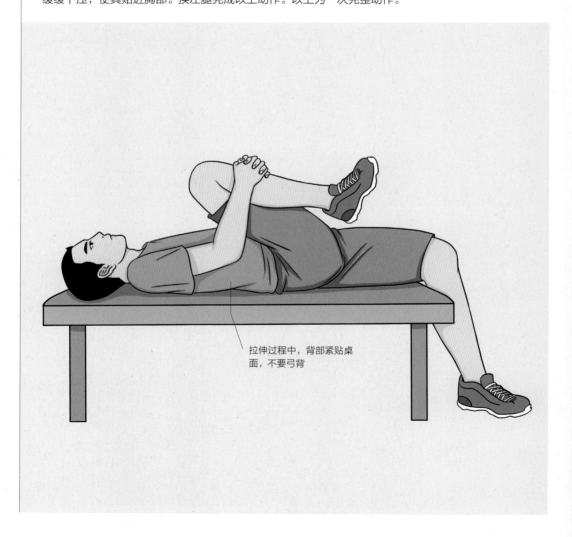

拉伸过程中，背部紧贴桌面，不要弓背

侧方弓步

运动类型：拉伸

锻炼关节：膝关节、髋关节

锻炼肌肉：髂腰肌、股内收肌

身体直立，双脚分开与肩同宽，双手叉腰，左腿向左前方迈出一大步，右腿向右后方伸直，将身体重心放在左腿上，缓缓下压。换右腿迈大步、左腿伸直，完成以上动作。以上为一次完整动作。

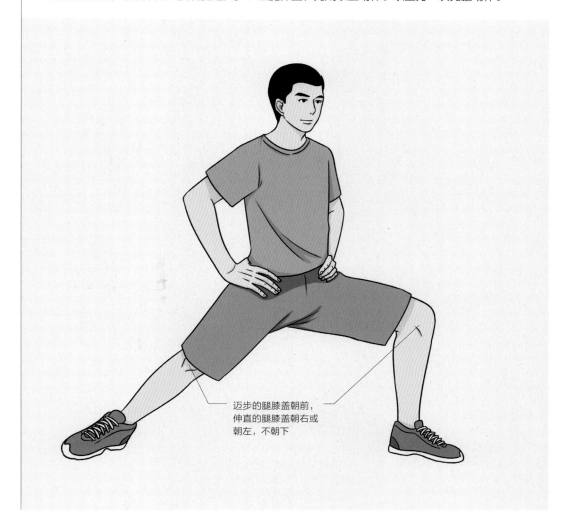

迈步的腿膝盖朝前，
伸直的腿膝盖朝右或
朝左，不朝下

髋部旋转拉伸

运动类型：拉伸

锻炼关节：髋关节

锻炼肌肉：髂胫束、阔筋膜张肌

1 坐在地上，双腿向前伸直。保持右腿向前伸直，左腿跨过右腿，左脚掌着地。右臂肘关节内侧抵住左膝，将左膝压向身体左侧。

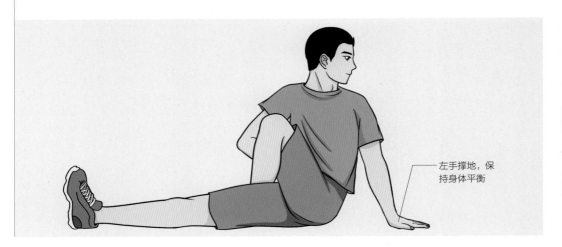

左手撑地，保持身体平衡

2 保持同样的体位，右臂肘关节外侧抵住左膝，将左膝压向身体右侧，同时上身转向左侧。换右腿跨过左腿完成以上动作。以上为一次完整动作。

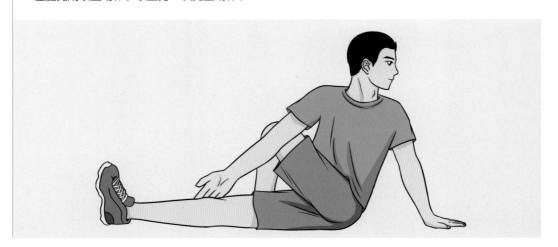

梨状肌拉伸

运动类型：拉伸

锻炼关节：髋关节

锻炼肌肉：梨状肌、臀肌

1 面朝上躺在地上，双腿并拢，双手放在身体两侧。抬起右腿，屈膝，用右手将右膝往左肩方向推，使其贴近胸部。抬起左腿，用左手重复以上动作。

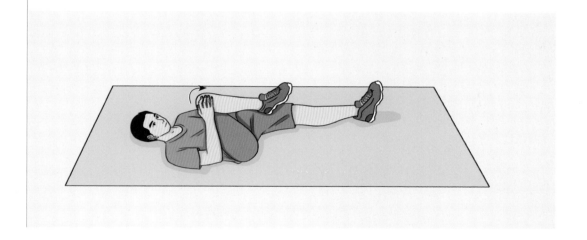

2 抬起右腿，略屈膝，将右腿往身体左侧压，尽可能贴近地面。抬起左腿，重复以上动作。以上为一次完整动作。

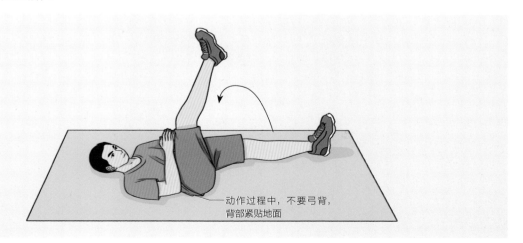

动作过程中，不要弓背，背部紧贴地面

股后肌群坐姿拉伸

运动类型：拉伸

锻炼关节：髋关节、膝关节

锻炼肌肉：股后肌、臀肌

■ 身体直立，站在桌子旁边，左腿伸直放在桌子上。髋部前倾，双手伸向左脚脚尖，直至大腿背侧感觉到拉伸感。换右腿放在桌子上重复以上动作。以上为一次完整动作。

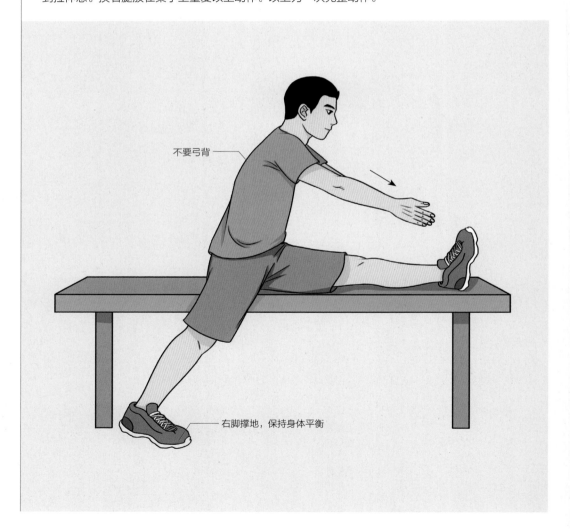

不要弓背

右脚撑地，保持身体平衡

股后肌群卧姿拉伸

运动类型： 拉伸

锻炼关节： 髋关节、膝关节

锻炼肌肉： 股后肌、臀肌

注意事项

◆ 拉伸过程中，双腿尽量伸直，小腿和大腿呈一条直线。

■ 仰卧在地上，双腿伸直，平放在地面上，双手放在身体两侧。双手抱住右腿，维持右腿垂直向上。 换左腿重复以上动作。 以上为一次完整动作。

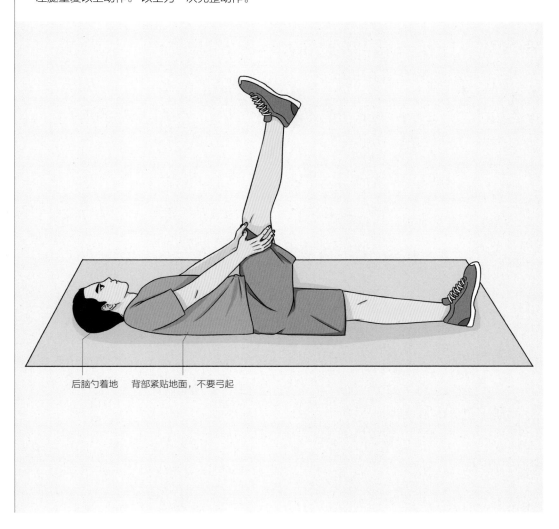

后脑勺着地　　背部紧贴地面，不要弓起

靠墙对角拉伸

运动类型：拉伸
锻炼关节：髋关节、膝关节
锻炼肌肉：股后肌、臀肌

注意事项

◆ 拉伸过程中，要保证膝关节伸直，髋关节没有旋转。

■ 仰卧在地上，右腿伸直平放，左腿伸直靠在墙上。上身逐渐向墙壁移动，使左腿在伸直状态下逐渐滑向上方，直至感觉到大腿后方的拉伸感。换右腿重复以上动作。以上为一次完整动作。

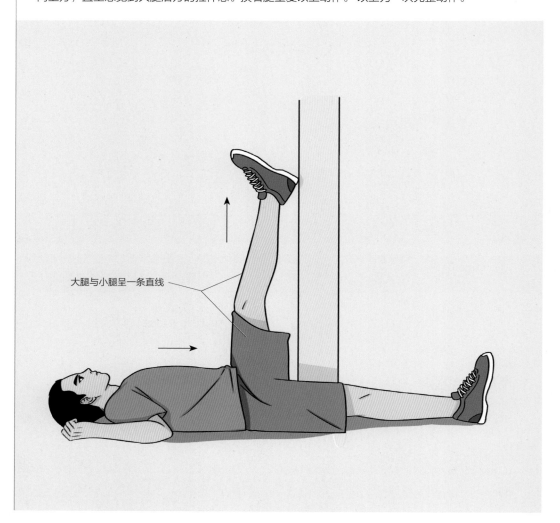

大腿与小腿呈一条直线

髋外展

运动类型：力量

锻炼关节：髋关节

锻炼肌肉：臀中肌

注意事项

◆ 抬腿过程中，所抬腿保持伸直，不可弯曲。

1 侧卧在地上，右手臂支撑上身，右腿屈膝，大腿和小腿夹角呈 90 度，左腿架在右腿上。保持侧卧姿势，左腿伸直后慢慢抬起，至左腿与地面夹角呈 30 度。

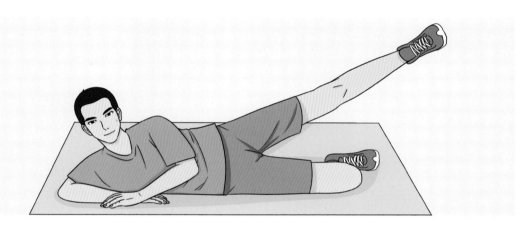

2 左腿稍稍停顿后慢慢放下。换右腿重复以上动作。以上为一次完整动作。

腿放下过程中依旧保持伸直状态，不可弯曲

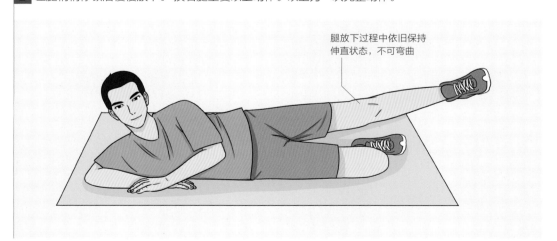

髋内收

运动类型： 力量

锻炼关节： 髋关节

锻炼肌肉： 髋内收肌群

注意事项

◆ 本训练可改为仰卧位，将一足球大小的软球置于两腿之间，挤压软球并保持数秒。

侧卧在地上，右手臂支撑上身，左腿屈膝竖起，放于右腿的后面，大腿和小腿夹角呈 90 度，脚掌着地。右腿伸直，膝盖朝外，紧贴地面。保持侧卧姿势，右腿保持伸直，慢慢抬起至与地面夹角呈 15 度，稍稍停顿后慢慢放下。换左腿重复以上动作。以上为一次完整动作。

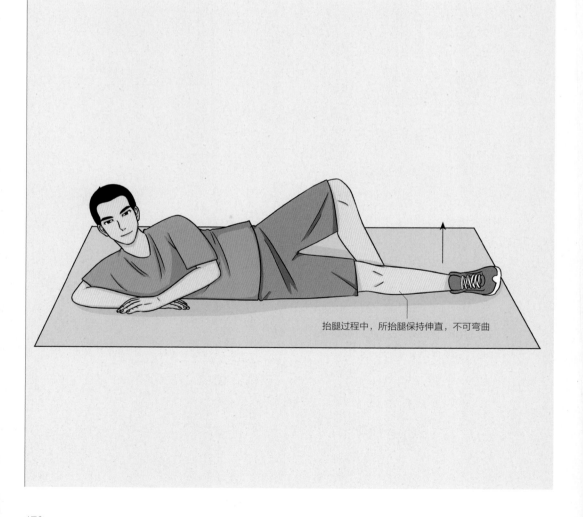

抬腿过程中，所抬腿保持伸直，不可弯曲

髋关节屈曲

运动类型： 力量

锻炼关节： 髋关节

锻炼肌肉： 髂腰肌、股直肌

注意事项

◆ 抬腿过程中，所抬腿膝关节保持屈曲90度。

上身直立，坐在桌上，双手撑住身后桌面，双腿并拢，小腿在桌边自然下垂。抬起右腿，膝关节屈曲90度，抬至最大限度稍稍停留后缓缓放下。换左腿重复以上动作。以上为一次完整动作。

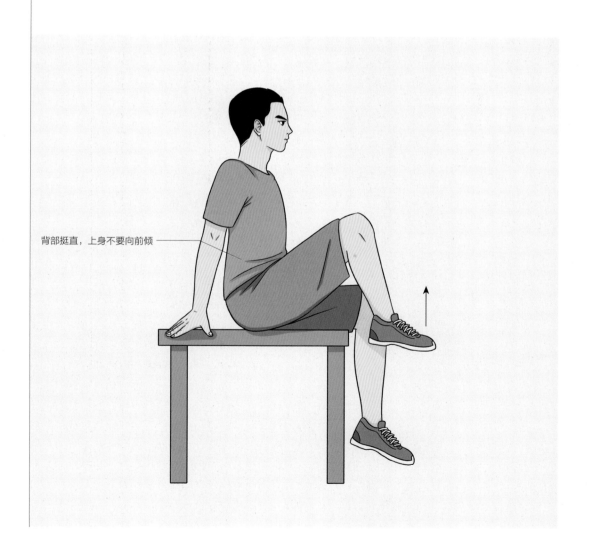

背部挺直，上身不要向前倾

臀部伸展

运动类型：力量
锻炼关节：髋关节、膝关节
锻炼肌肉：臀大肌、腘绳肌

1 趴在地上，双臂屈曲，放在脑门下面，双腿并拢，紧贴地面，身体挺直。保持俯卧，右腿屈曲90度。

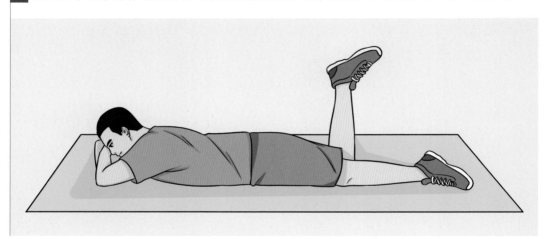

2 右腿朝头部方向缓缓抬离地面，至最大限度后稍稍停留，然后缓缓放下。换左腿重复以上动作。以上为一次完整动作。

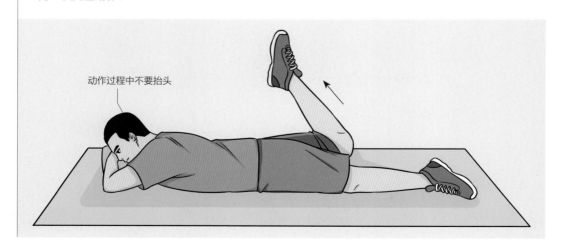

动作过程中不要抬头

髋部伸展

运动类型：力量

锻炼关节：髋关节

锻炼肌肉：臀大肌、腘绳肌

注意事项

◆ 抬腿过程中，上身挺直，不要弓背。

1 趴在地上，双臂屈曲，放在脑门下面，双腿并拢伸直，紧贴地面，身体挺直。

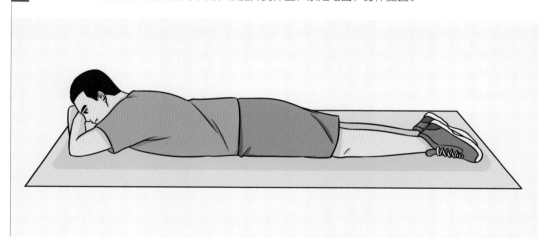

2 左腿朝头部方向缓缓抬离地面，至最大限度后稍稍停留，然后缓缓放下。换右腿重复以上动作。以上为一次完整动作。

动作过程中，上身紧贴地面

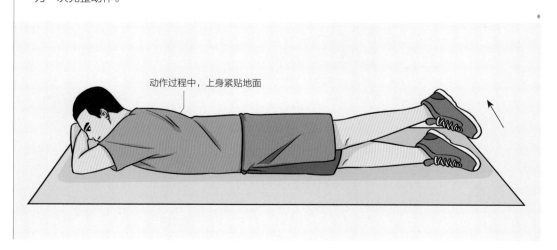

173

髋关节内外旋

运动类型： 力量
锻炼关节： 髋关节
锻炼肌肉： 髋关节旋转肌

注意事项

◆ 摆腿过程中，上身挺直，不要弯腰。

上身直立，坐在桌子上，双腿并拢，膝关节屈曲 90 度，小腿自然下垂。保持上身直立，向左侧摆动左小腿，带动髋关节旋转，至最大限度后稍稍停留。左小腿缓缓复位，再向右侧摆动至最大限度。换右腿重复以上动作。以上为一次完整动作。

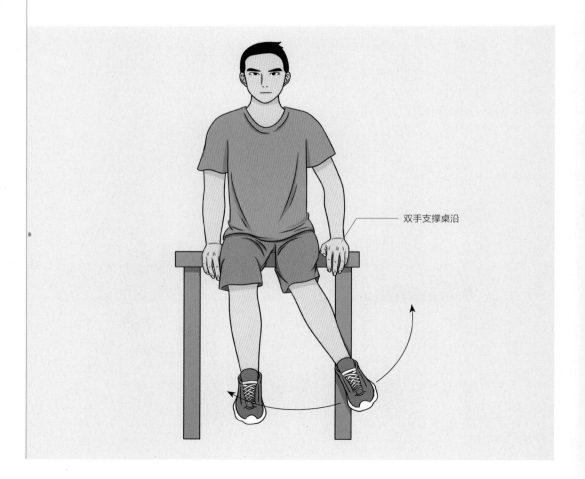

双手支撑桌沿

坐姿腿屈伸

运动类型：力量

锻炼关节：膝关节

锻炼肌肉：股四头肌

注意事项

◆ 避免膝关节过度伸展，尤其是强力伸展。

◆ 用股四头肌的收缩力量上抬小腿，而不是脚的力量，避免双手上拉把手，强行运动。

1 在腿屈伸机上坐正，背靠座椅背，使脊柱居中。调节屈伸机，使膝盖与屈伸机回转轴在同一条直线上。双脚勾住屈伸机下部横杆，大小腿之间夹角呈90度。呼气的同时，股四头肌发力，最大限度伸展双腿，在肌肉紧张的位置保持1秒。

2 吸气的同时，慢慢将双腿降至初始位置，大小腿之间夹角仍呈90度。以上为一次完整动作。

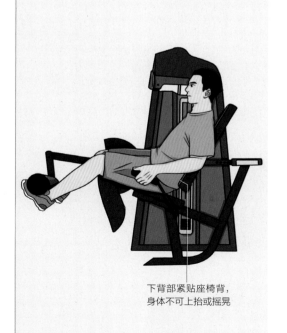

下背部紧贴座椅背，
身体不可上抬或摇晃

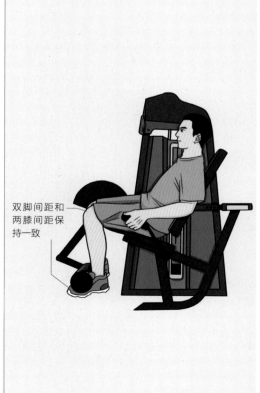

双脚间距和
两膝间距保
持一致

哑铃弓步行走

运动类型： 力量

锻炼关节： 膝关节、髋关节

锻炼肌肉： 股四头肌、臀大肌、腘绳肌

1 身体直立，双脚分开与肩同宽，双手各持一只
哑铃，手臂在身体两侧自然下垂，掌心相对。

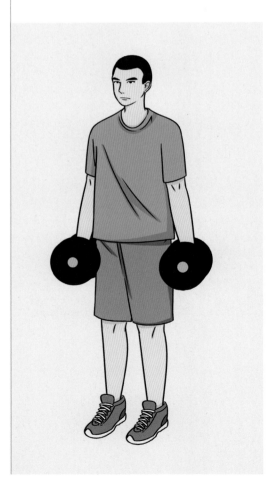

2 一条腿向前迈出一大步，然后弯曲膝盖向下蹲，
直到后腿膝盖接近地面。用前脚的脚跟发力起
身，同时后脚向前迈出，重复之前动作。以上
为一次完整动作。

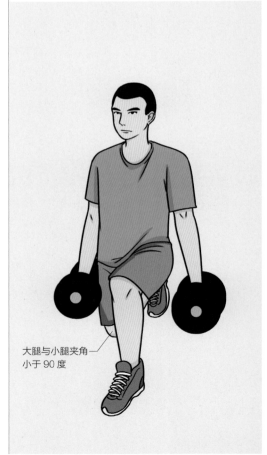

大腿与小腿夹角
小于 90 度

哑铃上阶

运动类型：力量

锻炼关节：髋关节、膝关节、踝关节

锻炼肌肉：股四头肌、腘绳肌、臀肌、小腿肌

注意事项

◆ 踏台有一定高度，向后迈步时需谨慎。

◆ 依据个人实际，也可不持哑铃进行训练。

1 身体直立，站在踏台后方，挺胸收腹，目视前方。双手各持一只哑铃，手臂在身体两侧自然下垂，掌心相对。右脚踩在踏台上，将身体撑起，登上踏台，同时呼气。

2 右脚先落回地面，再收回左脚，向后走下踏台，回到起始位置。换左脚踩在踏台上，重复以上动作。以上为一次完整动作。

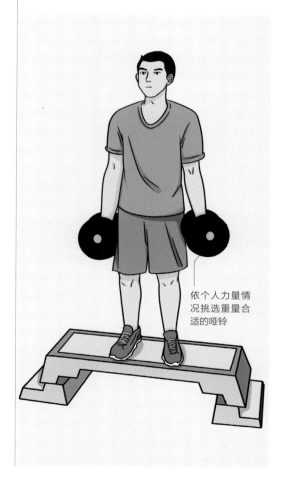

依个人力量情况挑选重量合适的哑铃

靠墙深蹲

运动类型：力量

锻炼关节：膝关节、髋关节

锻炼肌肉：股四头肌、腘绳肌、臀肌

1 身体直立，背部和墙壁之间放一个健身球，双脚分开与肩同宽，脚尖、膝盖稍稍朝外打开。挤压健身球缓缓向下滑动，直至大腿刚好和地面平行或再低一些，保持这个姿势几秒钟。

2 双腿发力向上推，让身体回到初始位置。以上为一次完整动作。

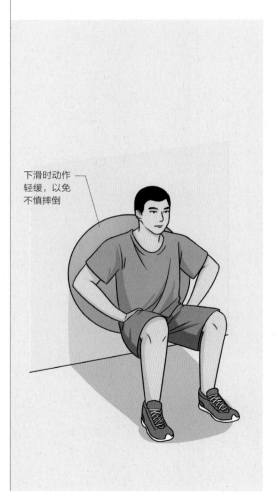

下滑时动作轻缓，以免不慎摔倒

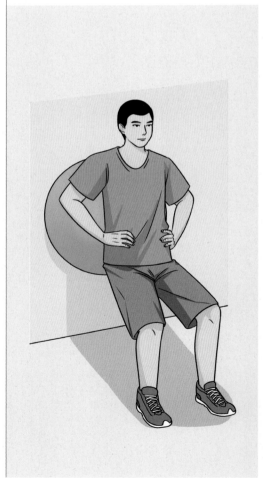

固定自行车

运动类型：力量

锻炼关节：膝关节、髋关节、踝关节

锻炼肌肉：股四头肌、腘绳肌、臀肌、小腿肌

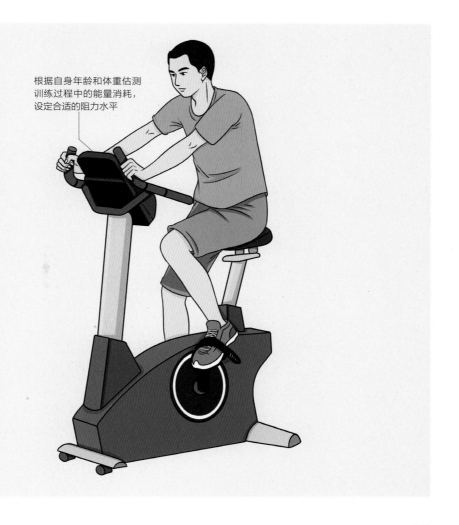

注意事项

◆ 匀速骑行，避免忽快忽慢，膝盖和脚尖保持同一个方向——向前，脚放平，臀部坐实。

■ 坐在固定自行车上，将坐垫调整至合适的高度，双手紧握车把手，脚稳稳地放在踏板上，骑适当时间。以上为一次完整动作。

根据自身年龄和体重估测训练过程中的能量消耗，设定合适的阻力水平

大腿前侧拉伸

运动类型： 拉伸
锻炼关节： 膝关节
锻炼肌肉： 股四头肌

身体直立，双脚分开与肩同宽。手臂在身体两侧自然下垂，掌心相对。挺胸收腹，保持身体平衡，右手抓住右脚，使脚后跟尽量贴近臀部，膝盖垂直向下，感受大腿前侧（股四头肌）的拉伸感。换左腿重复以上动作。以上为一次完整动作。

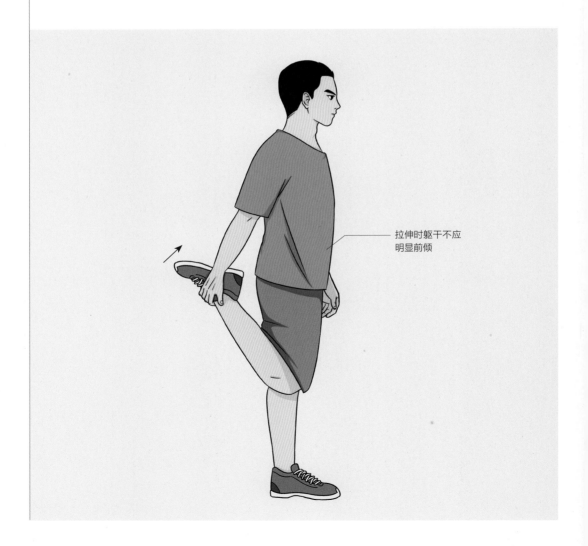

拉伸时躯干不应明显前倾

大腿侧向拉伸

运动类型： 拉伸

锻炼关节： 髋关节

锻炼肌肉： 髂胫束、阔筋膜张肌

注意事项

◆ 两腿交叉时，注意身体倾斜角度，以免不慎摔倒。

1 身体直立，双脚分开与肩同宽。手臂在身体两侧自然下垂，掌心相对。两腿交叉，左脚放在右脚右后方，身体倾向右侧，感受大腿侧方肌肉的拉伸感。

2 换右脚重复以上动作。以上为一次完整动作。

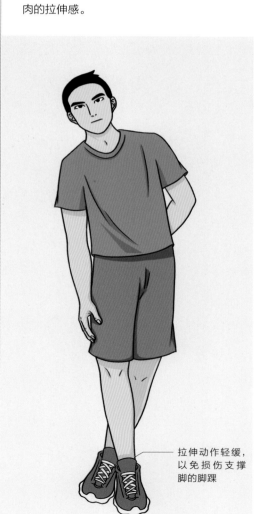

拉伸动作轻缓，以免损伤支撑脚的脚踝

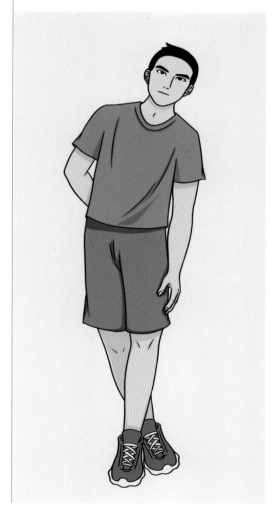

站姿哑铃提踵

运动类型：力量

锻炼关节：膝关节、踝关节

锻炼肌肉：小腿肌

1 身体直立，左手持哑铃，右臂屈曲，靠在支撑物上，双脚分开，脚尖朝前。左脚踝关节发力，慢慢抬起左脚跟，尽可能向上踮起脚尖，同时呼气，在最高处稍稍停留，感受小腿肌肉的紧绷，然后慢慢放回初始位置，同时吸气。此动作做若干次。

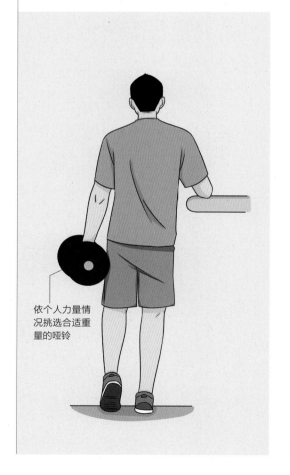

依个人力量情况挑选合适重量的哑铃

2 换右手持哑铃，右脚踝关节发力，重复以上动作若干次。以上为一组完整动作。

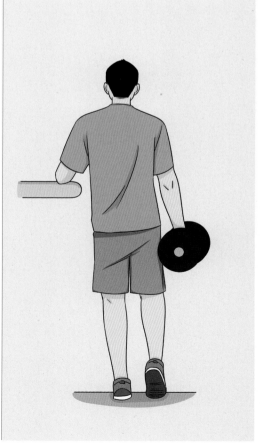

坐姿提踵

运动类型：力量

锻炼关节：踝关节

锻炼肌肉：比目鱼肌、腓肠肌、胫骨后肌、腓骨长肌

注意事项

◆ 提踵过程中，脚趾放松。

1 坐在提踵机上，双脚前脚掌放在踏杆上，脚跟朝下。大腿下部放在杠杆垫下，根据大腿高度调整位置。双手握住杠杆，防止杠铃垫向前滑动。微微抬起杠杆，放开安全杆。抬起脚跟，尽可能高地伸展脚踝，绷紧小腿，同时呼气。在肌肉最紧张的位置稍稍停留。慢慢放低脚跟，弯曲脚踝，直到小腿得到拉伸，同时吸气。以上为一次完整动作。

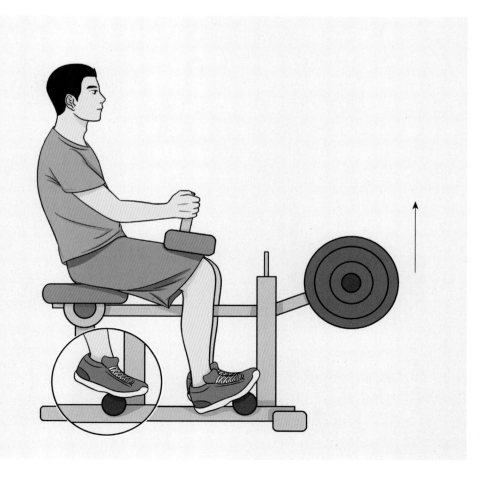

深蹲跳箱

运动类型：力量

锻炼关节：髋关节、膝关节

锻炼肌肉：股四头肌、小腿肌、臀肌

■ 用舒服的姿态面对箱子或平台，保持一臂长的距离。手臂在身体两侧自然下垂，腿部微屈。借助手臂向前摆动，双脚突然发力，向前上方跳起，两脚同时落到箱子或平台上方。立刻向下跳回初始位置。以上为一次完整动作。

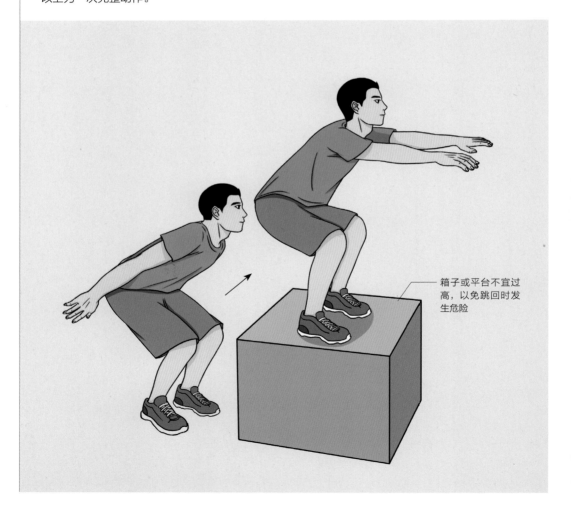

箱子或平台不宜过高，以免跳回时发生危险

单腿硬拉

运动类型：力量
锻炼关节：髋关节、膝关节
锻炼肌肉：腘绳肌、下背部肌、臀肌

注意事项

◆ 动作轻缓，注意身体保持平衡，以免摔倒造成损伤。

■ 身体直立，双脚并拢，双手各持一只哑铃，手臂在身体两侧自然下垂，掌心相对。右腿轻度屈膝，单腿保持平衡。慢慢弯腰向前，使哑铃接近地面，直至上身与地面平行。左腿屈膝，向后略伸展。恢复直立姿势。换左腿单独保持平衡，重复以上动作。以上为一次完整动作。

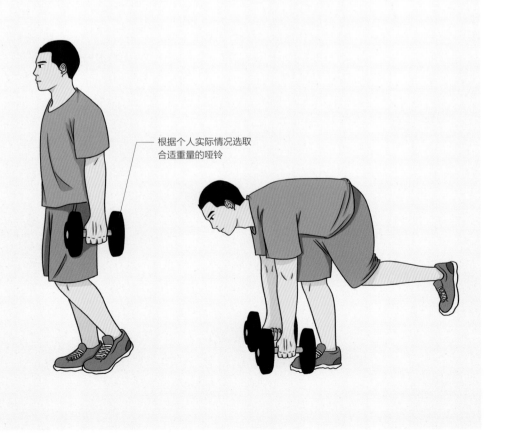

根据个人实际情况选取
合适重量的哑铃

手部抵墙小腿拉伸

运动类型：拉伸

锻炼关节：踝关节

锻炼肌肉：腓肠肌、比目鱼肌

身体直立，距离墙壁一步远。左腿向前迈一小步，右腿伸直，脚掌着地，双手靠在墙上。身体前倾，保持右腿伸直，直至感觉到膝盖后方的拉伸感。动作如前，但右腿膝盖轻微弯曲，感受小腿更深处的拉伸感。换左腿重复以上动作。以上为一次完整动作。

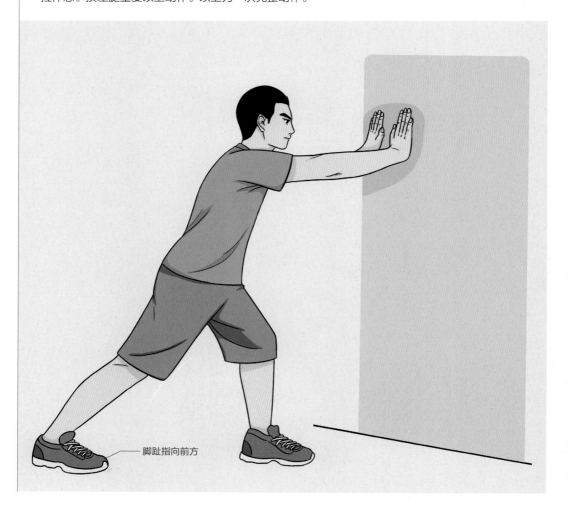

脚趾指向前方

186

站立比目鱼肌及跟腱拉伸

运动类型：拉伸

锻炼关节：膝关节、踝关节

锻炼肌肉：比目鱼肌

1 身体直立，双手叉腰，左脚向前迈一步，两脚间距与胯部同宽。双腿膝盖弯曲，保持后脚跟贴近地面。

2 换右脚向前迈一步，重复以上动作。以上为一次完整动作。

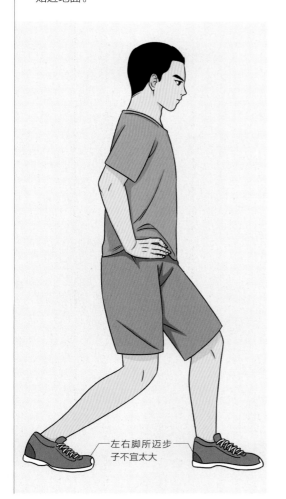

左右脚所迈步子不宜太大

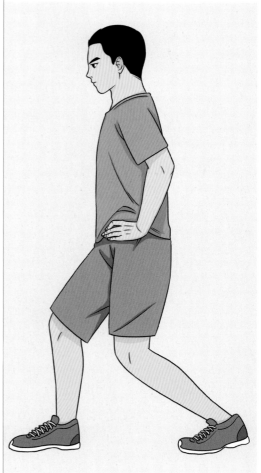

弹力带跖屈

运动类型： 力量

锻炼关节： 踝关节

锻炼肌肉： 跖屈肌、小腿三头肌

脱去鞋袜坐在地上，右腿伸直，右脚前脚掌踩住弹力带中间，脚跟着地，双手分别抓住弹力带两头。右脚发力，牵扯弹力带使其绷直，做若干次。换左脚重复以上动作。以上为一组完整动作。

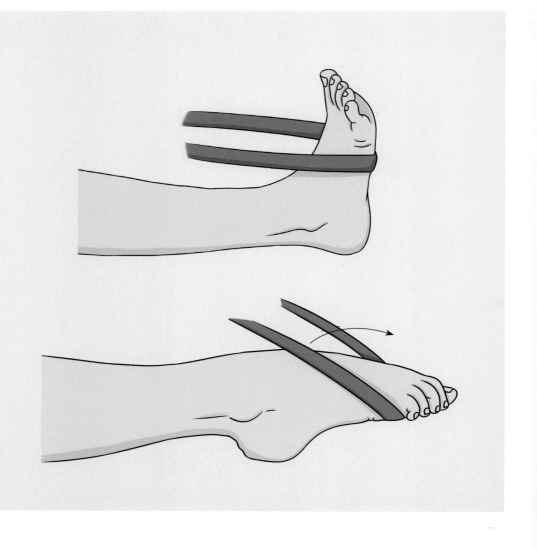

弹力带背伸

运动类型：力量

锻炼关节：踝关节

锻炼肌肉：足背肌、胫骨前肌

注意事项

◆ 背伸过程中，发力腿伸直，不可屈曲。

脱去鞋袜坐在地上，右腿伸直，右脚背套住弹力带中间，脚跟着地，另一人双手分别抓住弹力带两头。右脚发力，牵扯弹力带使其绷直，做若干次。换左脚重复以上动作若干次。以上为一组完整动作。

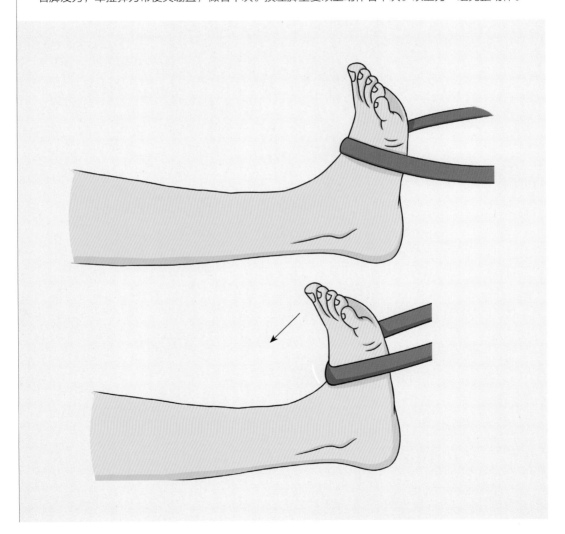

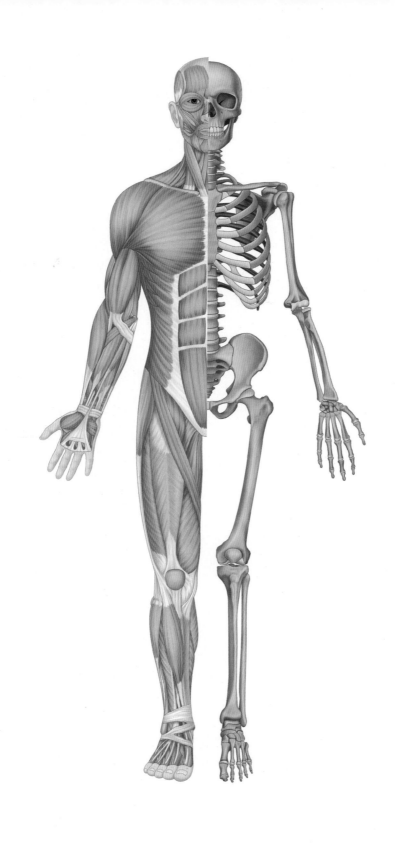